有田秀穂
中川一郎

JN264795

「セロトニン脳」健康法

呼吸、日光、タッピングタッチの驚くべき効果

講談社+α《プラスアルファ》新書

まえがき

戦後の日本は見事に復興し、経済大国となり、便利で快適な社会環境が構築されてきました。しかし、私たちは必ずしも幸せを実感できる状況にはありません。新型うつ病が蔓延《まんえん》し、自殺者の数も年間三万人を越えて一〇年以上になります。「キレる」という心理状態は、社会問題となり、母から赤ん坊へ、子供から親へ、子供同士のいじめ、若者の無差別殺傷事件、働き盛りの大人の暴行事件など、年齢、性別を問わず広がっています。引きこもりの数も大変に多くなっています。

なぜ、このような状況が現れてきたのか。いろいろの要因が挙げられるでしょうが、脳神経科学の立場からすると、二つのキイワードが挙げられます。

それは、「セロトニン神経」と「共感脳」です。

私たちの脳には、心のバランスを調節する働きをする、セロトニン神経が備わっています。この神経の働きが弱ると（それを私は「セロトニン欠乏脳」と呼んでいます）、うつ病やキレる状態になってしまうのです。

このセロトニン神経は、体を適度に運動させたり、太陽を浴びたり、グルーミング行動を取ると活性化されるという、ユニークな特徴があることが研究により明らかになりました。現代生活は便利になりすぎて、体を動かさないで何でもできる世の中へと急激に変化しました。また、二四時間営業のコンビニやファミリーレストランができて、昼夜逆転の生活が無理なくできるようになり、太陽の恵みを忘れてしまいました。さらに、家族が小さくなり、人と人との親密なコミュニケーションが減り、バーチャルの世界で遊ぶようになってきました。これらはすべて、セロトニン神経を弱らす方向に作用するのです。

したがって、セロトニン欠乏脳は現代生活が作り出した生活習慣病と言えるのです。本書では、このような役割を持つセロトニン神経について詳しく解説し、心や体にどのような影響を与えるのか、活性化のためには、どのような生活がよいのか、自力で改善できるのかなど、セロトニン神経に関するすべての疑問に答え、セロトニン神経活性化のかんたんで有効な方法も述べてあります。

もう一つのキイワードは、共感脳です。これからの生活で重要な価値基準は「共感」であろうと私は確信しています。

一方、これまでの価値基準は、「報酬」でした。報酬とは、よい成績であり、お金であり、よい地位であり、セレブな生活です。夢を持って、一生懸命努力すれば、いつかはそれが実現できる。アメリカンドリームの世界でした。このような人間行動を支える脳システムとして、確かに「ドーパミン神経」というシステムが備わっています。この神経は意欲や学習に関係していて、ヒトが勤勉に努力すれば、結果としての報酬がついてきて、それが喜びをもたらすようにできているという、右肩上がりの時代には非常に好ましい脳システムです。

ところが、バブルが崩壊した後の日本は、経済成長が止まり、右肩下がりの世の中に変わってしまい、ドーパミン原理が通用しない世の中になってしまいました。今、私たちには別の行動指針が求められているのです。

それは、お金や成績などの報酬ではなく、人と人との共感でしょう。子供のため、家族のため、ご近所のため、地域のため、日本のために、自分の能力を役立てる、人が喜んだり、感謝してくれるのを見て幸せを得る、それが新しい行動指針です。もちろん、それなりの報酬はある程度必要ですが、わずかな株取引で何億円もの儲けを得ることとは無縁の世界です。

私たちには共感を司る脳があります。人間が社会生活をするときに働く脳であり、それは人間の脳の中で最も発達した前頭前野にあります。セロトニン神経を活性化させる生活は、この前頭前野の共感脳を元気にします。

すなわち、セロトニン神経を活性化させつつ、共感を行動指針にして生活すれば、今の閉塞した社会状況において、風穴を開けることができるでしょう。それが、現代の日本社会では必要なのではないでしょうか。ドーパミン原理は発展途上の青年期の価値観であり、セロトニン原理は成熟した大人の価値観と言うことができると思います。

本書では、前述のセロトニン神経活性化のための日常習慣にくわえ、前頭前野の共感脳を活性化するための科学的な対策として、「週末号泣」をすすめています。号泣は人間だけが持っている究極のストレス緩和法なのです。

そして、もう一つ、共著者である中川一郎《なかがわいちろう》氏が開発した「タッピングタッチ」を紹介しています。この技法は基本的には、二人の人の間で相互に実施される点で、共感に関係するのは明らかですが、セロトニン神経を確実に活性化させ、心理的な効果も明白な、大変効果の高い方法です。グルーミングによるセロトニン神経の活性化として大変に画期的な技法であり、今後、日本に留まらず、世界に広まることが期待されます。

本書が、便利で快適にはなったものの、なぜか心の平安が得られない現代人にとって、少しでもお役に立てれば、幸いです。

最後に、本書を出版するにあたり、お世話になった講談社の津田千鶴さんと、岡留理恵さんに感謝いたします。

二〇〇九年八月

東邦大学医学部教授　有田《ありた》秀穂《ひでほ》

◉もくじ

第2章　「脳の活力」セロトニンと脳のしくみ

第3章　若さと活力を守るセロトニン

第4章　セロトニンの「食えない」性質

第5章　セロトニン体質になる毎日の習慣

第6章　「涙」の力と「触れる」効用——ストレスを癒す共感力

第7章　タッピングタッチのすごい効果

第8章　体にも、心にも効いてくるタッピングタッチ

第1章　脳が証明する現代の生きづらさ——習慣の変化によって弱ったある神経

現代人にうつが増えているのはなぜ

「なぜ、こんなになったのかわからなくて――」

その若い女性は突然、涙声になりました。私のセロトニンについての講座終了後、受講者から質問を受けたときのことです。もう二年もうつ病で悩んでいるとのことでした。お話を聞くと、非常にまじめに仕事にとりくんできた方であることがよくわかりました。なぜ朝起きられなくなったのか、なぜ体力、気力がなくなって、こんな「怠惰」な自分になってしまったのか、治る方法はないのか、と悩んでおられたのです。数字だけで評価される厳しい職場で、不まじめなほかの人よりよほど頑張ってきたのに、ある日突然、力尽きてしまい、今は少しずつ仕事に復帰している途上とのことでした。

べつの日は、研究室に、壮年の男性が眠れないなどの不調を訴えて相談にこられました。この方はお金も地位も仕事もすべて手に入れた、いわゆる「勝ち組」の人なのに、仕事にかまけているうちに、一つ屋根の下に住んでいても家族と心が通じないようになり、とても心が安らがない日常だとのことでした。この方に限らず相談者には、何の不足もないようにみえる人であっても、幸福感を得られていないケースが実に多いのです。「何かが足りない」「こんなはずでは――」と訴えるのです。

家庭内で孤立していたり、家庭がすでに崩壊してしまっているそんな状況では、多少老後のたくわえがあったとしても、「このままでは生きていけない」という心境になってもおかしくないのです。ましてや、仕事もうまくいかず、さらには長年ないがしろにしていたため家族にも見放されたなどという場合は、どうやって生きる活力を見出せるでしょうか。うつうつとしてしまい、薬を使いだして……となっている方が非常に多いのです。

相談者にみられるように一つは体と心の不調、そしていま一つは幸福感がないこと。この二つは一見関係がないことのようで、起こしてくる症状は似かよっています。脳のしくみを研究してきた私には、そこに共通する一つの物質とその神経系が浮かび上がってくるのです。それが本書で話題にするセロトニンとセロトニン神経なのです。

この神経の不思議をみながら、私たち現代人が心と体の健康と人生の幸福を取り戻すための新・生活習慣を提案したいというのが本書の狙いなのです。

三大神経系が司る考えや行動

人間の考えや行動が、脳内の物質に左右されているらしいということはよく知られるようになりました。「モーレツにアドレナリンが出て闘争状態だよ」とか「エンドルフィンが出てハイになってるよ」などと、日常会話でも使っているのを聞くことがあります。エンドルフィンは『脳内革命』という本で大変話題になった、苦痛を伴うような運動をしたときに出る物質です。

脳内では、神経細胞の軸索（長い突起部分）内を電気的に刺激が伝わったのち、つぎの神経細胞へは神経伝達物質によって化学的に刺激を伝えていること、ひとつの神経に対して使われる神経伝達物質は特定であり、その神経伝達物質の作用が脳の広範囲に影響することがわかっています。

人間の感情や行動をきめる重要な物質とその神経系には三タイプがあります。ドーパミン神経とノルアドレナリン神経、そしてセロトニン神経です。

ドーパミン社会の終焉

戦後、世の中がなにもないところから復興して、国民みんなが少しでもいい生活、少しでもよい賃金を追い求めて走ってきた日本の高度経済成長期や、アメリカンドリームのように個人個人が、ゼロから出発して「夢を持ち続けると絶対にいつか叶うんだから頑張ろう」と上を見続けることが奨励される社会は、ドーパミン社会です。

ドーパミンという脳内物質は、一生懸命、夢に向かって苦しいことも我慢して努力し続けるときには非常に重要な物質です。つまり、ドーパミン社会とは、「快」や「報酬」を追い求める社会といえるのです。ところが、百年に一度の不況と叫ばれる現在は、すでにドーパミン社会の時代は終焉を迎えつつあるといえます。

理屈で考えれば百人が同じ夢に向かっていたとしても、大部分は挫折するはずです。それをだれでも成功者になれると、熱に浮かされたように信じ込んで走っていたのがドーパミン社会です。夢からさめれば、ひとにぎりの成功者以外、ほとんどの人は幸福感、満足感を失ってしまったのです。

挫折が引き起こす残虐な犯罪

競争社会のなかでは、ゴールはひとつであり勝者はひとりです。それでは、残りの敗者はどうやって自分自身や人生に折り合いをつければいいのでしょう。自分の敗北した心をどのようにしてふるいたたせて生きていけばいいのか――。

今の日本の社会状況においては、これまでのようにドーパミン原理で頑張り続けるだけでは何も解決しません。解決しないだけでなく、ドーパミンは過度に分泌されると依存症的な行為を引き起こします。そうなると、悪いことをしてでも夢を叶えようという傾向がでてきます。例えば、振り込め詐欺でお金を儲けるなど、犯罪に手を染めてまでお金や地位を得ようとする傾向です。

また、挫折してしまったために救いがなくなり、キレて暴力をふるったり、いきなり人をホームから突き落としたり、「誰でもよかった」と多くの人に切りつけたり、恩師を逆恨みして殺したり……といった近頃見られるような残虐な犯罪を引き起こす危険もはらんでいます。つまり、「夢や目標が叶わなかったら、サクセスを得られなかったら、すべておしまい」という救いのない状況が、今のドーパミン社会と言えるのです。

書店には「夢を持ちましょう」とか、「あなたの夢は叶う」といった本や雑誌が数多く並び、たくさん売れています。もちろん、夢を持って努力するということが間違っているわけではありません。しかし、頑張って努力をした結果、うまくいかなかったときにどうするのか、どうやって復元力を得るのか、ということを真剣に考える時期にきているのです。

不況が呼ぶノルアドレナリン社会

また、百年に一度といわれる不況下、就職難であり、職場での要求は厳しくなっています。リストラされようと、なんとか生き延びなくてはならない、失敗しないように生きていかなくてはならないというストレスは大変なものがあります。

人間関係も以前のようになごやかなものではなく、いつ何が原因で攻撃されるかわからないため、ともかく八方に気をつかって緊張していなくてはなりません。

こうしたストレスに対処するのがノルアドレナリンという脳内物質ですが、あまりにストレスが強すぎると、うつ病などの精神的な病気を招きますし、もちろん内臓など全身の健康にも影響します。

脳が変わってしまった現代人

例えばこんな姿は、日本の生活のごく普通の風景でした。

朝は早起きして近所を散歩したり、ラジオ体操に行く。学校や会社に行く途中では、近所のおばさんが立ち話をしていて、通りすがりに声をかけてくる。商店街ではいちいち話しながら物を買う。お母さんたちは子供をおんぶしたり抱っこしたりして、あやしながら、買い物や家事をする。もう少し大きい子供は日暮れまで近所を転がりまわって遊ぶ。お父さんは帰りに会社の同僚とちょっと一杯やって帰る。家族みんなそろってわいわいがやがやと食卓を囲む。お風呂にいっしょに入る。休みの日はおじいさんは散歩したり、碁会所へ行ったり。子供は縁側でおばあさんの肩をトントン叩く。秋になると会社や学校の運動会があったりして家族で参加する。

これらは、ほとんどが、今の生活から消えてしまったことばかりではないでしょうか。むしろ「くだらない」「生産的ではない」「面倒な」ことが多かったから、これらの風景は、

「そういえば最近そういうことしていないわね」という感じで、いつの間にか生活から撤退していき、だれも気にもとめませんでした。消えてもさほど不便もないし、さしつかえないと考えられていたといえるかもしれません。

そして昼夜逆転、一日動かずパソコン漬け、日に当たらない、なるべく人と口をきかないで自分の仕事だけに専念する、という日常が当たり前になっています。

しかし、こうした生活の変化が「脳の科学」からいうと、現代人の脳からバランスを失わせた、いってみれば、現代のさまざまな問題の原因といえるのだといったら、皆さんは驚かれるでしょうか。

最先端の脳の科学というとシャープなことばかりのようですが、じつは近年、人間の心にとってこうした一見シャープではない、何の役に立つの？　ということこそが重要だったのだ、ということがつぎつぎにわかってきたのです。

こうした生活の習慣は、脳内のセロトニンという物質をうまく出させ、人間の心のバランスをとっていたのです。セロトニンは、ストレスにおびえる心を落ち着かせる作用があります。大丈夫だよとどんと肚《はら》の据わった心構えにしてくれるのです。

これまでは、精神的な悩みは考えることで解決し、体の病気は病院の診察や薬で治すしかないと思われていたものが、セロトニンを研究すると、なんと、精神的な問題も体の不調も、体を刺激したり、生活リズムを変えることで解決する面があることがわかったのです。

それは脳内の物質を自分でコントロールするということなのです。

なんだかいい加減なことを言っているような、きつねにつままれたような、あるいは奇をてらっているような印象をもたれるかもしれませんが、これからお話しする、脳内物質と神経細胞の働きを知れば、なるほどと納得していただけるでしょう。

「共感」するセロトニンの力

セロトニンには、もうひとつ重要な役割があります。それは「共感」という働きです。

人間の幸福にはさまざまな側面があります。まずは、今雨露をしのげる場所があってそこでご飯を食べ、寝ることができて安心するというノルアドレナリン的幸福があります。危険や不安がないということはなんとありがたいことでしょうか。これが得られそうもないと、人間は大変おびえ、攻撃的にもなります。現在の不況は人々の不安をつのらせています。

つぎにドーパミン的な社会的成功を得る幸福。しかし挫折すれば気分はどん底です。

でも、幸福感とはそれだけでしょうか。

身近な人と食卓を囲んで楽しく話したり、自然や季節の移ろいに目をとめたり、人のために手助けして感謝されたりといった他者との愛情や共感に価値を置く幸福はどうでしょう。

人間は、他者との交流や共感で幸せを感じることができるのです。

「それは負け犬の遠吠えじゃないか」あるいは、「そんなぬるい考え方じゃやだめだ」と受けとめる人もいるでしょう。しかし、私の研究室にこられるたくさんの相談者と話していると、挫折した負け組と言われる人だけでなく、成功者と言われる人も同じように「これだけでは幸福ではない」「何かが足りなかった」と感じているのです。仕事で成功しても、他者からの愛情や共感が得られなければ、それは心の満足にはならないのです。

脳の前頭前野という部分においてこの「共感」にかかわるのがセロトニン神経なのです。健康な脳に、共感や愛情は必須なのです。共感や愛情がなければ、人間は健康ではいられないのです。

若い人は、学校や職場で成果だけを求められて傷つき、長年生活に追われてきた年配の人は孤独感しかない、ノルアドレナリン社会、ドーパミン社会にあっては、セロトニン神経の価値にめざめ、それを活性化して、安定した幸福感に基づく毎日を築くことが急務なのです。

生活習慣病としてのうつ

ではどうしたら、セロトニンを活性化できるのでしょうか。うつ病とセロトニンの関係は一般にもよく知られるようになってきました。セロトニンは、一九四八年に発見され、当初は、睡眠に関係があるらしい、と考えられているだけでしたが、研究がすすむうちに、睡眠ではなく覚醒、そして「元気で生きていく」ための非常に重要な活力の源泉であることがわかってきました。現在ではうつ病に対して脳内のセロトニンの量を減らさない薬を処方することが一般的な治療法になっています。

しかし、生活習慣を変えるだけで「自分で脳の中に、セロトニンという薬をつくる」ことができるのです。朝早く起きたり、日光を浴びたり、定期的に軽い運動をしたりすること、近所の人と軽く話したり、身近な人と文字通り触れあったりすることで、増えるのです。「え、そんな簡単なことで？」という印象をもたれたかもしれませんが、次の章から、科学で判明した、脳内の不思議な作用とこうした習慣の関係をお話しすることできっとわかっていただけると思います。

あなたのうつな気分や不幸な気分は、糖尿病やがんなどと同じく、「生活習慣病」なのです。「心にも体にもよく、幸福を招く生活習慣を身につける」ということが社会の常識になってほしいものです。

第2章　「脳の活力」セロトニンと脳のしくみ

とはいえません。

心は「脳」にある

心の基本は感情です。「つらい」「苦しい」あるいは「楽しい」「幸福だ」――。私たちは毎日そういう心の動きにそって暮らしています。もし心がなかったら人間として生きているとはいえません。

心は、どこにあるのでしょう。心は大脳辺縁系と大脳の前頭前野にあります。脳の研究者である私としては、そうこたえるしかありません。

大脳辺縁系には原始的な感情を司る中枢があります。また、人間には原始的な感情をコントロールして高度な幸福を得る機能があります。それを司るのが前頭前野です。たとえば「怒り」という湧き上がる原始的な感情をコントロールして、相手のためにおだやかな対処をするというのが人間が人間たるゆえんでしょう。

そして、こうした脳の各部を広範囲につないで、心の働き全体をコントロールする機能が脳にそなわっていることが研究によってあきらかになってきました。

それが、前章で述べた、ドーパミン神経、ノルアドレナリン神経、そしてセロトニン神経の三つの神経系なのです。

脳の構造と機能

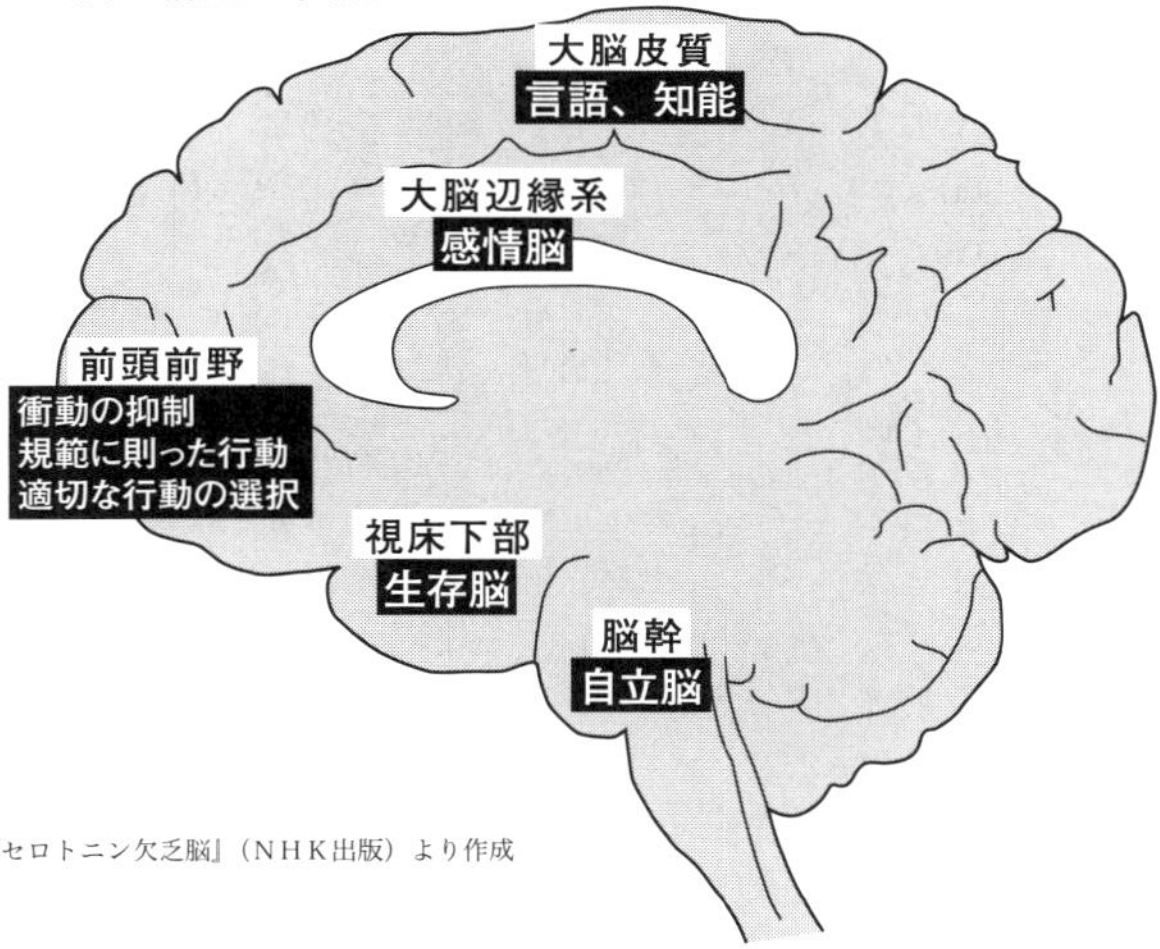

『セロトニン欠乏脳』（ＮＨＫ出版）より作成

脳のしくみ

心の場所について述べましたが、脳の簡単な構造をご説明しておきましょう。脳は、神経細胞の集まりです。脳の一番奥にあるのは脳幹で、人間の脳はその上に発達してきていると言えます。脳幹の上に「視床下部」、そして「大脳辺縁系」、その上に発達した「大脳皮質」があります。大脳皮質はさらに頭頂葉、側頭葉、前頭葉、後頭葉とわけられていますが、前頭葉の前のほうが、もっとも人間らしい心を司る前頭前野です。

自立して生きていくために必要な脳幹（自立脳）

頭蓋の一番奥に、最も基本的な脳である脳幹があります。この脳は魚類、爬虫類、鳥類、哺乳類といったすべての脊椎動物の基本であるといえるでしょう。呼吸、循環、消化などの自律神経機能の中枢があります。また、歩行、咀嚼《そしゃく》といった基本的な生命活動に関わる運動を調整する中枢も存在します。脳幹は内臓や筋肉と直接つながっています。脳はこの脳幹の上にかぶさるように発達しているのです。

脳幹は、視床下部、大脳辺縁系、大脳皮質などの上位脳とも結びつき、影響を与えています。覚醒と睡眠を形成・制御して、脳全体、体全体の活動レベルを上げたり、休ませたりするのです。

前述の重要な三つの脳内物質が関係する神経の出発点は、この脳幹にあります。この脳幹の中央の縫線核《ほうせんかく》にセロトニン神経があり、左右の青斑核《せいはんかく》にノルアドレナリン神経、線条体（黒質緻密部《こくしつちみつぶ》、腹側被蓋野《ふくそくひがいや》）にドーパミン神経があります。大脳皮質の前頭葉や大脳辺縁系が心の本体を担っていることに疑問の余地はありませんが、それらに刺激を送る重要な神経の出発点は、最も古い脳である脳幹にあるのです。

食欲や性欲など生存に不可欠な視床下部（生存脳）

脳幹の上に視床下部があります。ここでは、食欲や性欲など、生存に不可欠な本能を司っています。視床下部については、哺乳類のなかでも、初期のころから地球にあらわれ、今も繁殖を続けるラットの脳を用いることで研究されています。

生殖、出産、保育は視床下部に画期的な変革をもたらし、種の保存に大きく貢献してきました。暑さ、寒さ、昼、夜といった環境の変化にめげずに生活できるのは、体温を一定に保つ恒常性がこの脳で発達したおかげです。こうしたストレスに打ち勝ち、たくましく生きぬく能力、集団で生きていくための生活術もこの脳に刻まれています。

感情を形成する大脳辺縁系（感情脳）

視床下部の上に大脳辺縁系があります。ここでは、喜び、悲しみ、怒り、恐れといったさまざまな感情が形成されています。意欲などの「快」と感じる情動を起こしたり、恐怖や不安などの「不快」な感覚を回避する行動を起こさせます。このように、大脳辺縁系は感情を司っているため感情脳とも呼ばれるのです。心の一つの中枢と言えるでしょう。

動物にも感情脳はあります。犬や猫などの身近なペットなどにもそれが見てとれます。

豊かな知能を司る大脳皮質（言語、知能）

大脳辺縁系の上に大脳皮質があります。人間とサルの脳の大きな違いは、大脳皮質の発達の差が挙げられます。人間の脳はこの大脳皮質が大きく発達しているのです。このおかげで、高度で豊かな知能を持っているわけです。人間だけが言語をあやつり、計画的、あるいは社会規範にのっとった行動をとることができるのも、大脳皮質が発達しているおかげなのです。この大脳皮質はいくつかの場所にわけられていますが、そのなかでも人間らしさに関係するのが前頭前野です。

感情を抑制、調整する前頭前野

前頭前野は、額の奥、大脳の前部にあって、大脳辺縁系（感情脳）を抑制したり調整する働きをしています。感情脳と前頭前野は相互に作用しあう関係なのです。アントニオ・R・ダマシオという神経学者の著書『生存する脳』に前頭前野に関する興味深い話が紹介されています。それは事故によって鉄の棒で頭を刺し貫かれた男性の例です。大事故だったわりには、彼が損傷を受けたのは前頭前野だけだったのです。命には別状がなく、感情脳は無傷で言語機能や運動機能にも障害は現れませんでしたから、仕事にもやがて復帰しました。一見すれば事故前と変わりはありませんでした。しかし、やがて以前とは別人のように人格が変わってしまったことがわかったのです。衝動的な性格になり、性的なことを平気で口にだし、計画的に物ごとを実行できません。社会的ルールに従っての行動もできず、適切な行動を選択して実行する能力も失ってしまったのです。彼は、仕事を失ってしまいました。

このことから、前頭前野の働きがみえてきます。つまり、感情脳をコントロールし、計画的な行動や、社会規範にのっとった適切な行動を実行する能力、これらすべてが前頭前野の働きだったのです。

では、前頭前野と感情脳やその他の部分をつなぐ神経系についてみてみましょう。

神経の伝達のしくみ

脳の神経細胞は軸索を伸ばして、次の神経細胞へ刺激（インパルス）を伝達します。刺激を伝達する接合部はシナプス間隙と呼ばれる部分で、ここに神経伝達物質を放出することで刺激を伝えるのです。たとえば、セロトニン神経はセロトニンを出して、次の神経細胞に受け取らせます。次の神経細胞にはセロトニンを受け取る受容体があります。また、シナプス間隙にセロトニンがありすぎるとそれをもとの細胞にもう一度取り込んで再利用しようと再取り込みを行います。そもそも出てくるセロトニンの量が充分にないと、セロトニン神経の

セロトニン神経の構造と機能

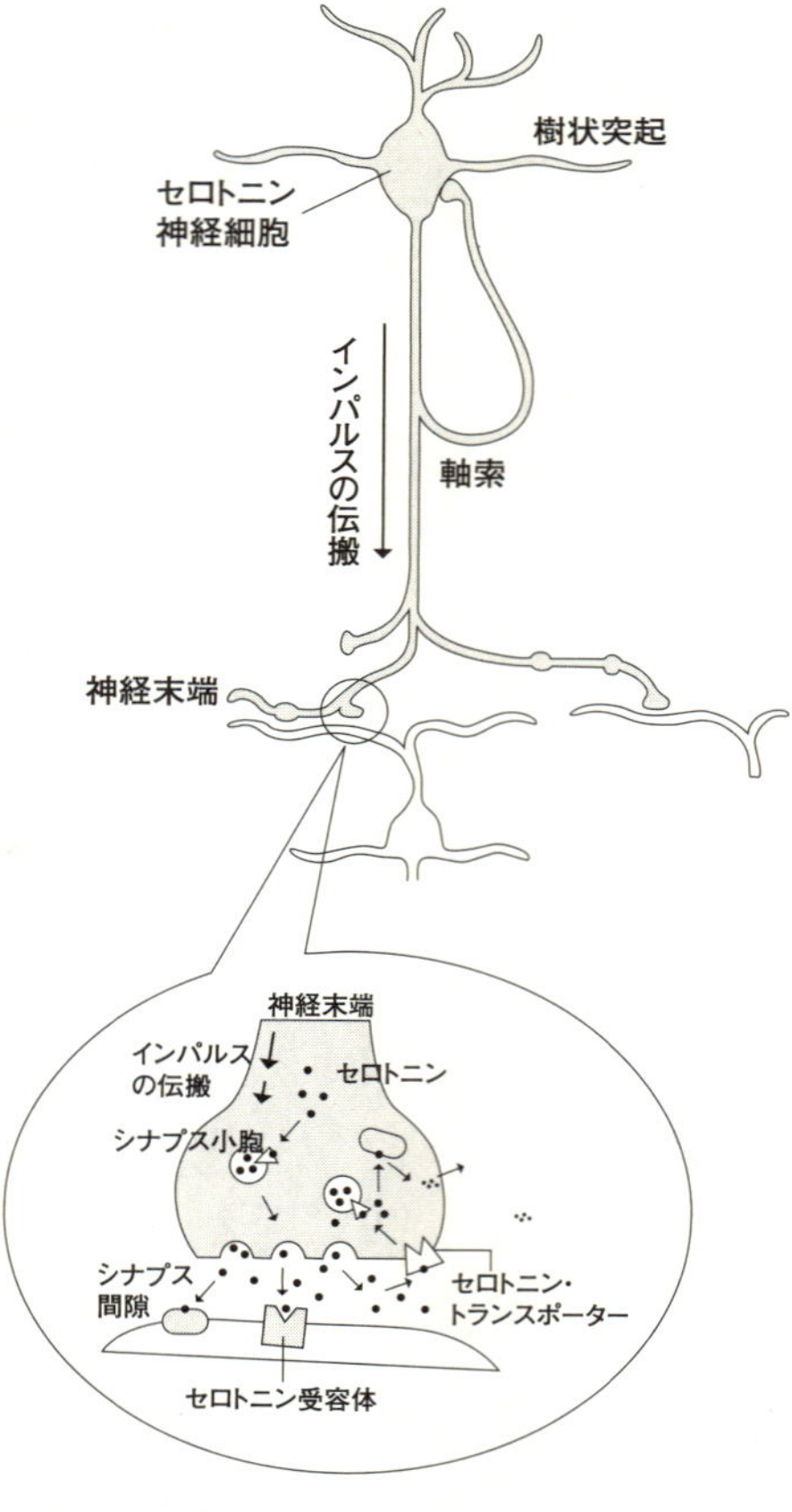

『セロトニン欠乏脳』（NHK出版）より作成

刺激は伝わっていきません。また、受け手の細胞に受容体が少ないと、セロトニンが行う刺激の伝達はうまくいきません。また、再取り込みする活動が活発すぎると、これもシナプス内のセロトニンが少なくなってしまい、刺激の伝達はうまくいきません。神経の伝達をうまくするには、神経伝達物質の量が充分に出ていること、そして受け手の細胞の受容体の数、再取り込みの活動がノーマルであることが大切なのです。

では脳内の重要な神経系についてみていきましょう。

危機を管理するノルアドレナリン神経

ノルアドレナリン神経の出発点は、脳幹の左右の青斑核に左右対称に存在します。そして大脳皮質をはじめ、大脳辺縁系、視床下部、脳幹、小脳、脊髄など、広範囲の脳神経に軸索を伸ばし影響を与えています。

ノルアドレナリン神経は、脳内における危機管理センターのような役割を担っています。生命を危機に陥れる可能性のある各種のストレス刺激が、ノルアドレナリン神経を興奮させます。例えば寝ている人に、大声で怒鳴る（聴覚刺激）、体を揺り動かしたり、叩くなどして体表に強い機械刺激を与える（体性感覚刺激）など、不快なストレス刺激を与えるとノルアドレナリン神経が興奮し、ホットな覚醒を起こし、その人は飛び起きることになるので

ノルアドレナリン神経の細胞のある場所と軸索の投射領域

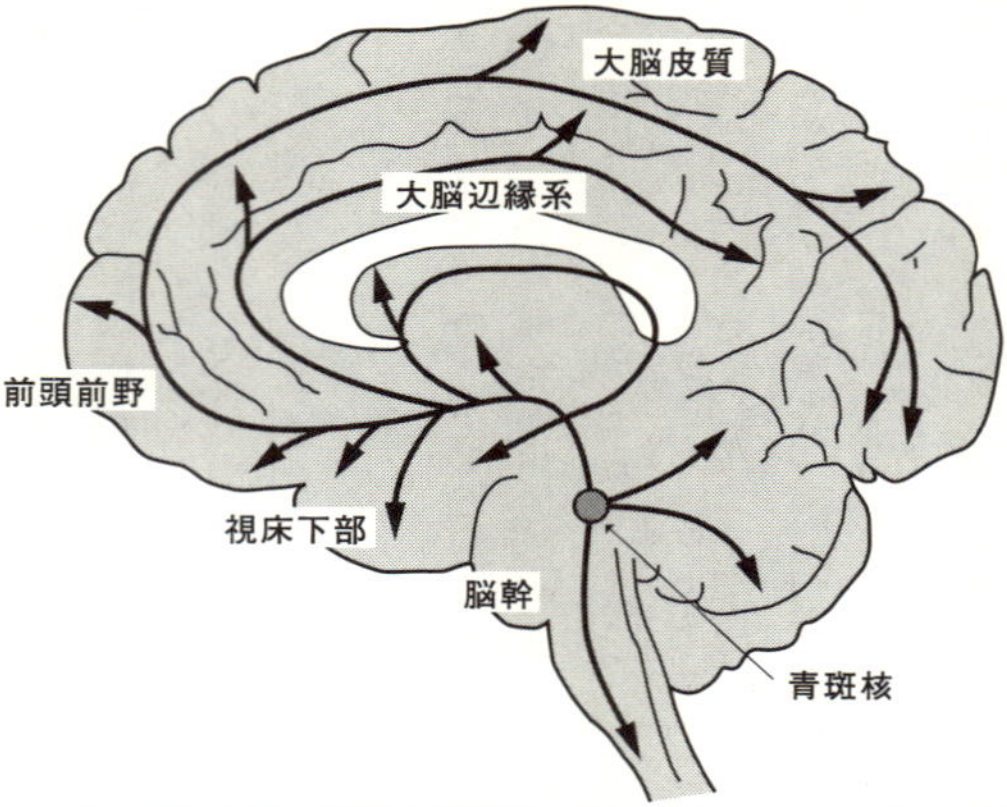

ノルアドレナリン神経の軸索は無数に枝分かれして、脳の広範な領域に投射しています。

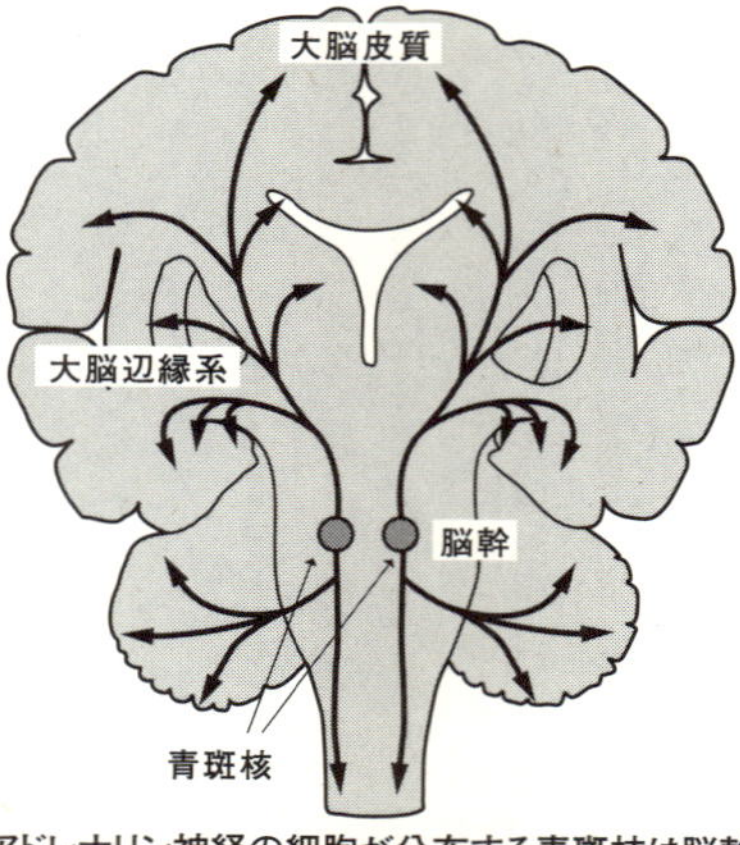

ノルアドレナリン神経の細胞が分布する青斑核は脳幹において左右対称に位置します。

『セロトニン欠乏脳』（ＮＨＫ出版）より作成

す。

また、体内部の変化にもノルアドレナリン神経は反応します。ショックで血圧が下がる、低血糖になる、窒息して酸素欠乏になるなど、生命が危機に陥るような変動は、体内の各種センターで監視されていて、そこから発生した信号が青斑核のノルアドレナリン神経を興奮させるのです。そしてその興奮は大脳皮質を強く活性化させて覚醒レベルを上げます。さらに、ストレスを回避するための各種の行動や自律神経反応も引き起こします。血圧を上げ、心拍数を上げて危機的状況に対処するための次の行動に備えます。

つまり、この戦いに勝ち目があるのかないのか、戦うべきか逃げるべきかという判断から、具体的な行動へと導くのです。このノルアドレナリン神経のおかげで、私たち人間は今日まで生き延びてこられたといっても過言ではありません。

「不安」「恐怖」という感情をもたらし、逃走か闘争かをすばやく決め、その「仕事」「作業」をテキパキと進め、危険を回避する行動を導くノルアドレナリン神経ですが、これが過度に興奮しすぎると悪影響をもたらすことがあります。このノルアドレナリン神経を興奮させるのは、各種のストレスですが、ストレス状態が長時間続いたり、ストレスが強すぎたりするとノルアドレナリンは過剰になり、脳の興奮がコントロールできなくなってしまうのです。するとうつ病をはじめ、パニック障害、不安神経症、強迫神経症や対人恐怖症などのさまざまな精神的病気を引き起こしてしまいます。

ドーパミン神経の出発点は脳幹の左右の黒質緻密部や腹側被蓋野などに位置しています。ドーパミン神経は、大脳皮質の前頭前野や大脳辺縁系などに軸索を伸ばして、ドーパミンを分泌しています。

「快」と「報酬」を司るドーパミン神経

ドーパミン神経は、何かをしたときに得られると期待する「快」や「報酬」と、その結果、実際に得られた「快」や「報酬」の量の差が大きいほど興奮します。期待していたより大きな報酬が得られるほど興奮するのです。この、報酬を得たときに働く脳回路を報酬回路といい、この回路は、意欲に関係するため、私たちは報酬を前提にして一生懸命に働いたり、何かを学習したりします。つまり、報酬を期待しているからこそ、一生懸命働いたり勉強をしたりするのです。

また、人間にとっての報酬をひと言で言うなら「快」です。お金を得ること、いい成績をとること、仕事の成果を出すこと、褒められること、評価されること、名誉や地位を得ることなどが挙げられます。また、女性なら美しくなることなども入るでしょう。そして、脳を興奮させる興奮物質のひとつであるドーパミンによって、もたらされる興奮がこの快なの

ドーパミン神経の細胞のある場所と軸索の投射領域

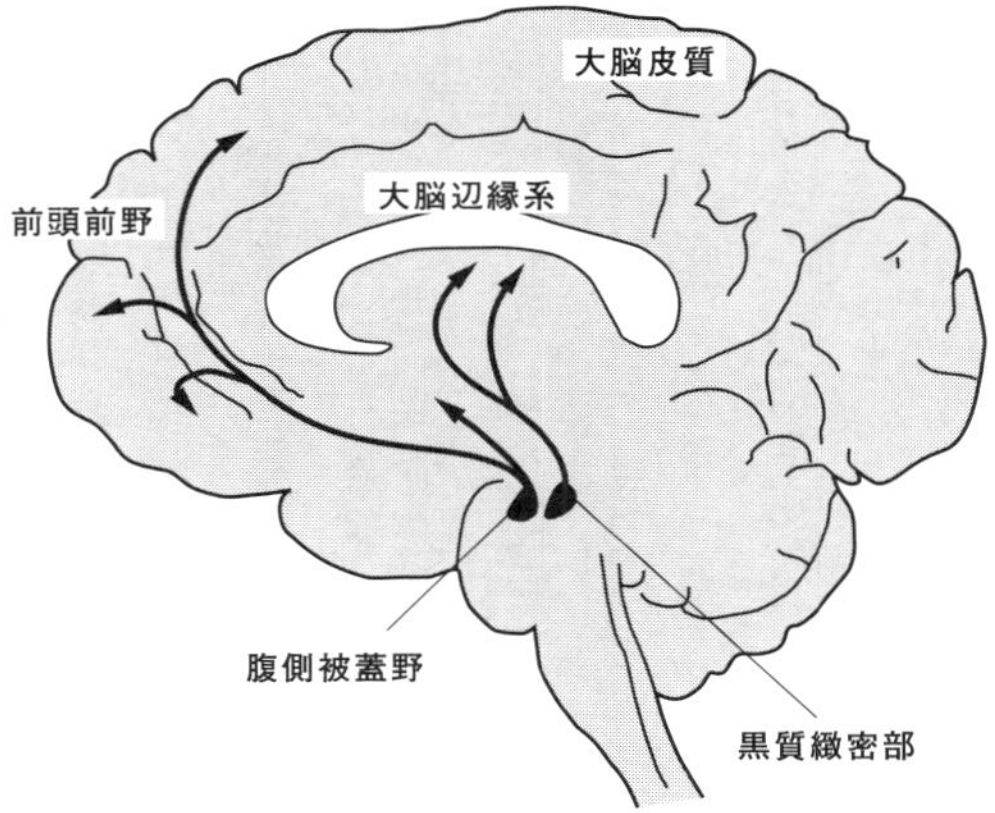

腹側被蓋野、黒質緻密部のドーパミン神経は、無数に枝分かれして、前頭前野や大脳辺縁系などに投射しています。

です。

ドーパミン神経は実際に報酬が得られることによって、さらに多くのドーパミンを分泌し、これにより報酬回路は強化されていきます。例えば、仕事をして周囲からよい評価を得られると、喜びや気持ちよさを感じますが、それと同時に、次はさらにもっとよい仕事をしようという意欲が湧いてきます。このように報酬を目ざして努力をした結果、報酬が得られると、さらなる意欲が湧いてきて一層の努力ができるという報酬回路の強化が起こるのです。

その一方で、いくら努力をしても報酬がない場合はドーパミンの分泌は減り、報酬回路が弱まることになります。私たちのすべてが、努力をしたら必ず報酬が得られるかといえば、それは違います。また、お金や名誉などを報酬にすると、限界が生じてしまいます。ドーパミン神経は、報酬が得られる限りは意欲的に努力を続けることができますが、報酬が得られなくなると、得られなかった快を「不快」と認識してしまい大きなストレスに転じてしまうのです。また、一度得た快をもう一度得ようとして依存的になる傾向もあるのです。

このように努力しても報われないことがわかってしまうと、人間は手段を選ばず報酬という結果だけを追い求めがちです。どんな手段を使っても短絡的に報酬が得られればいい、お金が稼げればいいという、行き過ぎた自由主義、金融資本主義の今のアメリカ社会がいい例でしょう。このような歪んだポジティブ思考は、ドーパミンだけが独走している状態です。努力せずにとにかく成功したい、運がよくなりたい、お金持ちになりたいという人たちが増える社会は、ドーパミンに引きずられたドーパミン社会と言えるのです。

また、加齢によってドーパミンが欠乏するとパーキンソン病の原因となります。

リラックスしながら集中力を高めるセロトニン神経

セロトニン神経の出発点は脳幹の縫線核にあります。左右の脳の正中に位置しているのです。この、脳の左右が合わさったところに位置しているというのがセロトニン神経の、バランスを調整するという性質を物語っています。縫線核の近くには呼吸、歩行、咀嚼などの生きるうえで重要な運動を司る中枢があり、セロトニン神経と深いつながりがあります。縫線核は非常に小さく、ここにあるセロトニン神経細胞の数は数万個ほどです。脳全体の神経細胞が約一五〇億個あることからすると、きわめて少なく、脳全体からするとマイノリティなのですが、セロトニン神経は軸索を脳全体の広い領域に伸ばし、ネットワークを構築していきます。その対象は、ノルアドレナリン神経と同様、大脳皮質をはじめ、大脳辺縁系、視床下部、脳幹、小脳、脊髄など、あらゆる脳神経系に及びます。

脳の中に、心、自律神経、筋肉、感覚、大脳の働きにまで、つまり心にも頭にも体にも影響を与える神経があるということ自体が大変な驚きです。セロトニン神経が脳内にあるとわかったのが一九七〇年代で、それから世界のいろいろな研究者が研究してきて、セロトニン神経の全体像が見えてきたのです。

セロトニン神経は、オーケストラの指揮者のように脳全体をコントロールしてバランスを整える働きを担い、意識や元気のレベルを調整する働きをしています。

そしていわば、リラックスしているけれど集中力はあるという落ち着いた脳の状態を作り出します。

セロトニン神経の細胞のある場所と軸索の投射領域

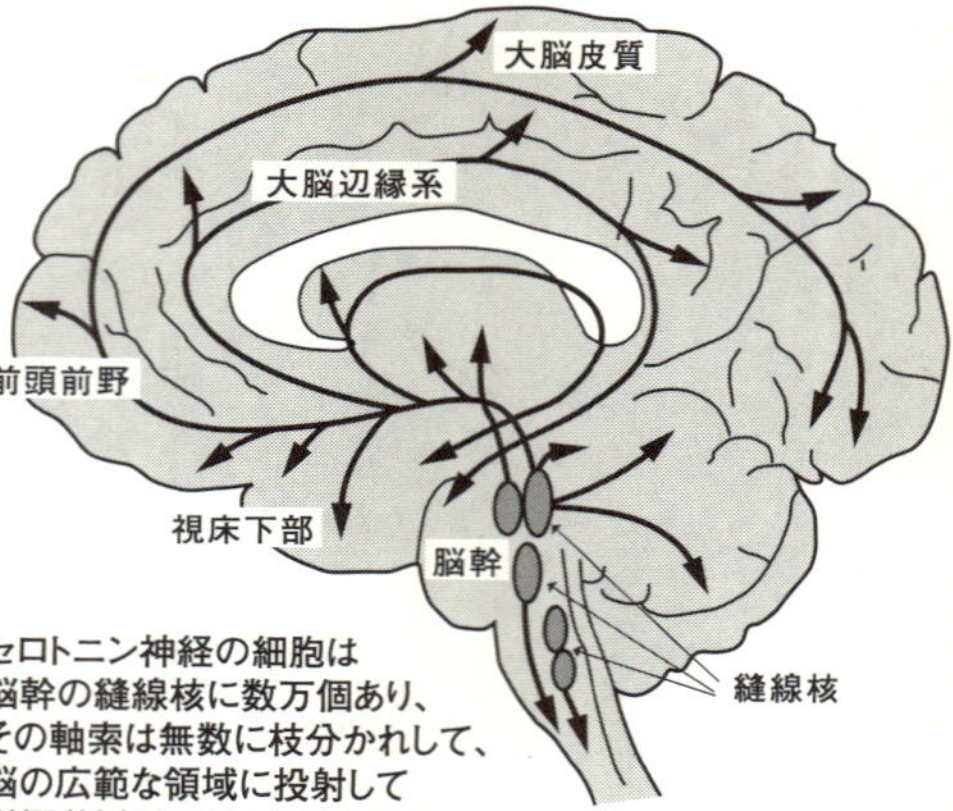

セロトニン神経の細胞は
脳幹の縫線核に数万個あり、
その軸索は無数に枝分かれして、
脳の広範な領域に投射して
影響(情報伝達)を与えます。

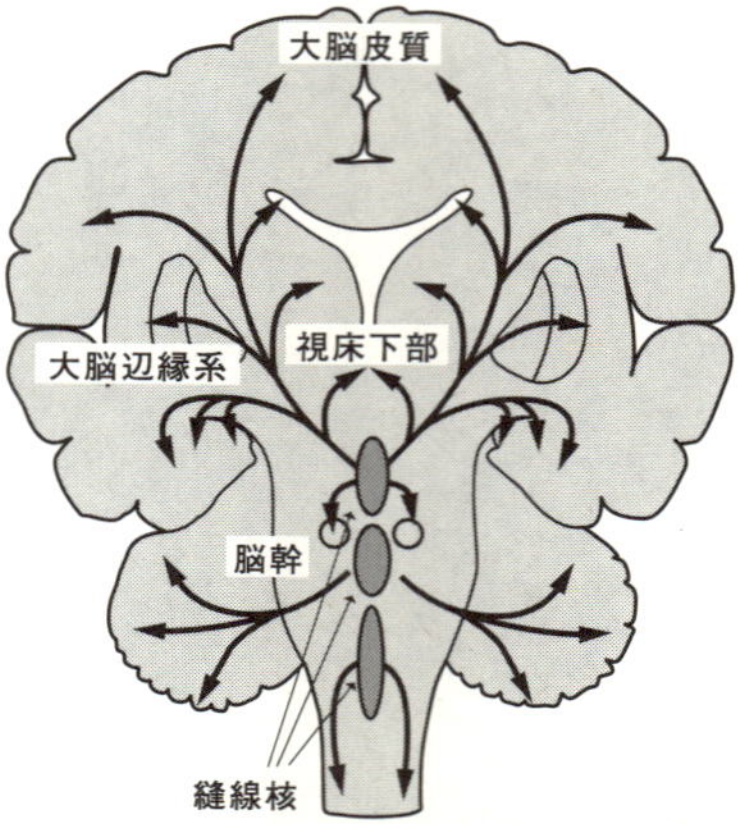

セロトニン神経の細胞が分布する縫線核は脳幹の正中部に位置します。

『セロトニン欠乏脳』(NHK出版) より作成

また、セロトニン神経は、ほかの神経からの刺激がなくても自律的に一定の頻度で常にインパルスを出し続け、セロトニンを放出し続けます。このインパルスは起きているときだけで、睡眠時は完全にとまります。セロトニンは人間だけではなく、動物全体にあり、きわめて基本的な運動に結びついて使われる物質で、あらゆる生き物を全体的に調子よく元気にしながら、生きている限り、規則正しく分泌され続けるのです。

前頭前野と三大神経系

ここまで、ノルアドレナリン神経、ドーパミン神経、セロトニン神経という三つの神経系について説明してきました。

この三つの神経は、高度な人間らしい心を担う前頭前野にそれぞれの軸索を伸ばして活動しています。前頭前野にある「仕事脳」の部分にノルアドレナリン神経、「学習脳」にドーパミン神経が深くかかわっているのです。

同時に各種のストレスもこれら前頭前野の三つの脳と関係しています。不快な身体的なストレスを受けるとノルアドレナリン神経が興奮し、それは前頭前野の「仕事脳」を緊張させます。適度な緊張は仕事の効率を上げますが、緊張のし過ぎは、あがりや硬さとなって仕事やパーフォーマンスにマイナスになります。快の情動を誘発するドーパミン神経の興奮には、報酬が重要です。私たちは、さまざまな報酬、すなわちよい成績、お金、高い地位、豊かな生活などを求めて、一生懸命に努力します。その意味では、ドーパミン神経と「学習脳」は私たちの営みに大切です。ところが、苦労しても報酬や快が得られないと、大変にやっかいなストレスになります。それは、依存症の異常行動を誘発させます。

「共感脳」と関連するセロトニン神経は、ノルアドレナリン神経の興奮し過ぎを鎮め、ドーパミン神経の暴走を食い止めて、心のバランスに大切な役割を果たします。しかし、他人と心がつながらない場合には「せっかく、あなたのためにやったのに……」と、逆にストレスを抱える場合もあります。そのためには、見返りを求めない他人への働きかけがセロトニン神経には不可欠ということになります。

このように前頭前野を構成する学習脳、仕事脳、共感脳と三大神経系は、互いに深い関係にあるのです。

第3章　若さと活力を守るセロトニン

こだわらない、たじろがない

ノルアドレナリン神経が暴走すれば、ストレスに押しつぶされそうになってしまいます。ドーパミン神経が暴走して快に引きずられてしまうと、依存症など特定の何かがなければ生きられない状態になったり、短絡的な結果だけを求めるようになります。これらのどちらに対してもブレーキをかけて、心を安定した状態に戻すのがセロトニン神経で、セロトニン神経が活性化することによって、ドーパミン神経やノルアドレナリン神経が適度に働くようになり、より安定した心の状態が維持されていくと述べました。

では、セロトニン神経を活性化させると具体的にはどんないいことがあるのでしょうか。

○朝さっと目覚める
○全身の筋肉や肌に張りが出て若さが保てる
○痛みに耐えられる、少々の痛みは気にならなくなる
○明るく元気でおだやかになる
○気分がさっと切り替わり、いつまでもこだわらない
○集中力が出る

○気分がはればれとし、少々のことでたじろがない

などなど、若々しくはつらつとしている、落ち着いている、という理想的なコンディションが整うのです。

仏教の修行とセロトニン

これらのセロトニンがもたらす特性を知ると、まるで「仏教の高僧」のようだと思いませんか。そうなのです。人間の心と体を研究したのは現代の学者だけではありません。紀元前五世紀に出現したお釈迦さまは、人間のストレスの限界を壮絶な修行によって試し、その結果、もっともよい心の状態を確かめ、「悟り」を開きました。お釈迦さまの修行は、人間はどこまでストレスに耐えられるかという我と我が身を使った人体実験のようなもので、飢えや渇き、寒さや暑さ、不眠、痛み、さまざまな肉体的束縛、恐怖や不安などあらゆるストレスを試されたのです。ノルアドレナリン的人体実験です。

そして、ただ厳しい修行でストレスに耐えることだけが、すぐれた心の状態ではないこと、日常的に坐禅の呼吸法を実践して、心と体のバランスを整えることの大切さを教えてくれたのです。

興味深いのは僧侶の厳しい修行中に、まれに「魔境」という幻覚に見舞われることが報告されていることです。お釈迦さまの修行中にも三人の魔女が現れて惑わしたことが伝えられています。これは、セロトニンの過剰な分泌によって幻覚が生じたものと考えられます。一九七〇年代に、アメリカのヒッピーの人たちの間でＬＳＤという幻覚剤が出回ったことがありました。ＬＳＤを飲むと「インスタント禅」といって、仏教でいう「悟り」の境地が簡単に得られるらしいと人気を集めたのですが、これはセロトニンとＬＳＤの構造が似ていることから代替作用が起こったものです。しかし、もちろんこれは「悟り」とはまったく違う病的な状態です。セロトニンが正常に働けば、魔境どころか冷静な覚醒がもたらされるのです。

クールな覚醒

セロトニン神経は起きているときはずーっと活動して、規則正しいインパルスを送ります。睡眠のうちでもレム睡眠のときにはまったく分泌しなくなります。セロトニン神経は、交感神経へ軸索を伸ばし、自律神経機能を調節する働きをしています。自律神経のうち副交感神経は睡眠中に優位になりますが、覚醒すると交感神経が適度に緊張していきます。これにより、血圧が上がり、脈拍数も増え、呼吸も活発になっていきます。セロトニンはこの覚醒、睡眠のサイクルを調整しているのです。

通常の場合、睡眠中の成人の脈拍数は一分間に五〇回程度ですが、覚醒とともに七〇〜八〇回ほどに上昇します。セロトニンの働きで一日の準備段階として、交感神経が適度に興奮するのです。体がスタンバイ状態になるよう、車でいうアイドリング状態にしておくのです。

つまり、通常は寝ているときにはセロトニン神経は休んでいて、起きるとセロトニン神経の活動が始まります。これは「たたき起こされた」「物音におどろいて飛び起きた」ようなホットな覚醒とはまったくちがう、自然で落ち着いた目覚めです。セロトニンによる目覚めは、いわばクールな覚醒ということができるでしょう。

それから血圧も上がってきますし、代謝も上がってきます。「さぁ、これから仕事をするぞ」という脳のスタンバイ状態を作ってくれるのです。セロトニン神経の働きが弱まると、この働きがスムーズに行われなくなってしまい、朝なかなか起きられないとか、体温の調節ができないなどの自律神経失調症の症状が出てくるのです。

美や若さの象徴、抗重力筋の緊張

セロトニン神経は外見、見た目にも影響を与えます。それは、抗重力筋を緊張させるからなのです。私たち人間は地球上で生活する限り重力の影響下にあります。起きて活動するためには、抗重力筋を働かせ続けなければなりません。抗重力筋には、首すじ、背骨の周り、下肢の筋群だけでなく、まぶたや顔面の筋肉群、皮膚の張りを作る筋肉も含まれます。これらの筋肉は、寝ているときは弛緩《しかん》して休んでいます。目覚めるとともに持続的な収縮を続けることで、姿勢や顔つきに締まりを与えているのです。

抗重力筋を直接興奮させるのは脳幹・脊髄にある運動神経です。セロトニン神経はこの運動神経に刺激を与え続けます。セロトニン神経が直接に筋肉を収縮させるのではなく、運動神経細胞にセロトニンを分泌させることで、興奮レベルを上げ、抗重力筋の緊張が高まります。これにより、背すじがピンと伸び、顔つきに締まりが出てくるというわけです。

セロトニン神経がうまく機能していない人は、見た目が弱々しい、たたずまいなどに力がないといった印象を与えるのでわかります。背中が曲がっている、目もとに力がない、顔に張りがないといった状態はセロトニン神経が弱ると引き起こされるものなのです。

どうも朝起きられないということが続いたり、うつ気味であるという場合、姿勢が崩れ、猫背になり、顔つきがだらっとした印象になります。これらは、セロトニン神経が作用している抗重力筋の緊張が低下することによる現象です。見るからに元気のなさそうな人はセロトニンが足りないというわけです。

セロトニン神経を活性化させることで、いつまでもたるみのない肌をキープし、背すじがしゃんと伸びた姿勢など、はつらつとした若さと美しさを保つことができます。

本書に紹介するいくつかの簡単な方法を毎日三ヵ月続けて、セロトニンを増やせば、みるみる若返ります。ぜひ試してみてください。

痛みの調節＝慢性的な痛みをとる

セロトニン神経の働きで重要なポイントになるのが、痛みの調節機能です。朝起きて調子が上がらないというセロトニン欠乏脳の状態になると、子供などは、なんとなくあそこが痛い、ここが痛いという訴えが出てきます。お昼ごろになって、ケロッとしてくる。要するに痛みの調節ができないのです。

もちろん、痛みがあれば、原因をつきとめて治療していかなくてはなりませんが、ちゃんとした理由がないにもかかわらず、痛いと感じてしまうことがあるのです。そういう状況が長く続く生活は非常に苦痛で疲労を伴います。このような症状で近年話題になっているのが、線維筋痛症です。

筋肉や関節がはげしく痛むため、整形外科で診察を受けても「何も異常はない」と言われ、他の科をいろいろあたっても原因がみあたらないのです。けれども本人は間違いなく痛みを感じています。関節や筋肉が慢性的に痛いのにその原因がわからない場合は、セロトニン神経が弱り、痛みの調節ができない病気であることが判明したのです。

片頭痛で、原因がわからない場合も同様です。痛みには心理的なものが少なからず左右します。その「心理的なもの」は決して単なる「気のせい」「我慢が足りない」「神経質すぎる」からではなく、セロトニンが充分脳や血管にいきわたっているかどうかというきわめて「物質的」なものなのです。

つまり、セロトニン神経を弱らせると痛みに弱い体になるということなのです。

気持ちを切り替え、心を安定させる

気持ちを切り替えて心を安定させる働きもセロトニン神経の重要な作用です。日常的に私たちはさまざまな出来事に直面します。そしてその出来事に応じて、不愉快になったり、怒ったり、悲しんだり、嘆いたり、喜んだりとさまざまな感情を抱きます。私たちがこれらの感情の揺れや起伏を乗り越えて日々を過ごすことができるのは、一時的な感情を引きずらずに、気持ちを切り替える能力があるからにほかなりません。この気持ちの切り替えを行っているのは、前頭前野の働きです。そして、それをスムーズに進める作用はセロトニン神経が担っているのです。

ドーパミン神経やノルアドレナリン神経は人間の心にとって大切なものです。しかし、ドーパミン神経が暴走して、一つの「快」を求めて短絡的に行動したり、「どうしても○○が得られないと嫌だ」と思いつめたり、ノルアドレナリン神経が暴走して、「この取引を失敗したら会社を辞めるしかない」とストレスに押しつぶされそうになった時に、セロトニン神経が活性化すれば、気持ちの切り替えがうまくできるようになり、心を安定した状態に維持することが可能となるのです。

嫌なことがあっても、いつまでもそれにこだわらず、さっと忘れて、心を健康に保つ「平常心」を維持することは、日本人が昔から理想としていたことです。日本人が仏教の修行や武道やお茶の作法として伝えてきたことには、じつは、セロトニン神経を健全に保つ知恵がたくさん含まれていたのです。

【セロトニン欠乏脳チェックリスト】

ここで、あなたのセロトニン神経が活性化され脳内のセロトニンが足りているかどうかをチェックしてみましょう。54〜55ページの表で、それぞれの質問にあてはまる項目の数字に○印をつけて、それらをすべて足していきます。あなたのセロトニン欠乏脳度の診断結果がありますので、参考にしてください。

セロトニン欠乏脳チェックリスト

	強くある	中程度ある	少しある	まったくない
【朝の状態について】				
1　朝、頭がすっきり目覚めない	3	2	1	0
2　朝から疲れている	3	2	1	0
3　朝、体のどこかに痛みがある	3	2	1	0
4　朝食を抜くことがある	3	2	1	0
5　午後、調子が悪い	3	2	1	0
			小計（	点）
【睡眠について】				
6　寝つきが悪い	3	2	1	0
7　就寝時、途中で起きる	3	2	1	0
8　夢を見る	3	2	1	0
9　いびきをかく	3	2	1	0
10　睡眠中に呼吸が一時止まる	3	2	1	0
			小計（	点）
【自律神経機能について】				
11　低体温だ	3	2	1	0
12　低血圧だ	3	2	1	0
13　便秘がある	3	2	1	0
14　息を詰めている	3	2	1	0
15　立ちくらみがある	3	2	1	0
			小計（	点）
【表情・姿勢について】				
16　表情がトロンとしている	3	2	1	0
17　背すじが曲って弱よわしい	3	2	1	0
18　すぐにしゃがみこんでしまう	3	2	1	0
19　噛む力が弱いと思う	3	2	1	0
20　声が小さい	3	2	1	0
			小計（	点）
【痛みについて】				
21　関節や筋肉に慢性の痛みがある	3	2	1	0
22　片頭痛がある	3	2	1	0
23　原因がはっきりしない痛みがある	3	2	1	0
24　慢性的に頭が重い	3	2	1	0
25　ちょっとした痛みに騒ぐ	3	2	1	0
			小計（	点）
【メンタルヘルスについて】				
26　キレやすい	3	2	1	0
27　落ち込みやすい	3	2	1	0
28　集中できない	3	2	1	0
29　突然、窒息感におそわれる	3	2	1	0
30　孤独でさびしい	3	2	1	0

31　嫌なことが気になる	3	2	1	0
32　すぐに舞い上がる	3	2	1	0
33　不安だ	3	2	1	0
34　際限なく食べてしまう	3	2	1	0
35　動物を虐待する	3	2	1	0
36　引きこもる	3	2	1	0
37　人の気持ちが読めない	3	2	1	0
38　自殺したい衝動におそわれる	3	2	1	0
39　不快なフラッシュバックがある	3	2	1	0
40　繰り返し手を洗う	3	2	1	0
			小計（	点）
【生活様式について】				
41　パソコンを長時間使う	3	2	1	0
42　パソコンを夜中に使う	3	2	1	0
43　パソコンゲームをよくする	3	2	1	0
44　身体を動かさない生活だ	3	2	1	0
45　運動が苦手だ	3	2	1	0
46　昼夜逆転の生活だ	3	2	1	0
47　太陽を浴びることがあまりない	3	2	1	0
48　簡単に解決できない問題がある	3	2	1	0
49　親しい人との別れを引きずる	3	2	1	0
50　依存症の傾向がある	3	2	1	0
			小計（	点）

【チェックリストの小計を合算】

朝	睡眠	自律神経	表情・姿勢	痛み	メンタルヘルス	生活様式
点	点	点	点	点	点	点
					合計	点

【合計点別の指針】

0～20点	セロトニンの働きに特に問題はない
21～50点	軽度のセロトニン欠乏脳 →３ヵ月のセロトニントレーニング
51～100点	セロトニン欠乏脳 →６ヵ月から１年間のセロトニントレーニング
101～150点	セロトニン欠乏脳 →セロトニントレーニング＋医師面接＋セロトニン測定

セロトニン欠乏脳になっていないか

前項のテストはいかがだったでしょうか。このテストは、セロトニン神経の調子を尋ねています。1から5までは覚醒に関する質問で、1は朝の状態について聞いているのですが、朝調子が悪いというのは、要するにセロトニン欠乏脳ということで、大脳の働きがうまくいかず、何となく朝起きても調子がでないのです。11から15までの自律神経に関係する質問にあるような、体温があまり上がらない、血圧が低いなどの問題もセロトニン神経の調子がよくないと起きます。

16から20までは表情や姿勢についての質問です。セロトニン神経の働きが弱ると、表情がトロンとしているとか、背すじが曲がっているとか、すぐにしゃがみこむ、噛む力が弱い、声が小さいというような、特別な運動能力というよりも、意識しないでとっている姿勢だとか、抗重力筋に対する影響が出てきて、見た目が弱々しくなります。ですからセロトニン神経が弱っているということを判断する時に、「姿勢や表情などに力がないな」ということである程度判断できます。21から25は痛みについて質問しています。セロトニン神経は痛みの調節をする神経でもあるのです。

メンタルヘルスについての質問は、26から40まで一五個ありますが、セロトニン神経は当然のことながら心の状態に影響してきますので、セロトニン欠乏脳の重要な症状と言えます。そして41から50の生活様式についての質問。実はここがポイントです。ここまでの質問はセロトニン神経が弱った状態になっていないかどうかを調べているのですが、セロトニン神経を弱らせる原因を持っていないかどうかをみるのがこれらの生活様式についての質問です。要するに、セロトニン神経はどうやって活性化させるのがいいのか、セロトニン神経の性質からすると何をするのがいいのか、その話が本書のテーマです。こういう症状を起こす背景は何か、もし、その原因が生活習慣といったところにあったとすれば、解決策をこうじようということです。

そして、合計点で、ご自分のセロトニン状況を知って対策を立ててみるのです。

私の経験では、ちょっと問題になる人は20点ちょっとになるのではないかと思います。20点から50点くらいまでの方は、「私は大丈夫」と思わずに、セロトニンについて知る必要もあるし、三ヵ月ほど本書ですすめるいろいろなセロトニントレーニングをやったほうがいいでしょう。点数が非常に高い方は、医師の面接や、一年ぐらいのセロトニントレーニングが必要だと思います。

第４章　セロトニンの「食えない」性質

セロトニンのチェックは血液と尿と脳波

脳内にセロトニンが増えているのかどうかは、血液中のセロトニンの量で調べます。トリプトファンからセロトニンを合成するのは腎臓、肝臓、消化管、皮膚、そして脳です。消化管や腎臓、肝臓の影響がない状態で血中のセロトニンが増えれば、それは脳がセロトニンを増やした結果だと考えられます。また、尿中のセロトニンの量で調べることもできます。尿の検査は比較的簡単ですが、採血による検査は痛いし、検査に時間がかかりますから簡便ではありません。もう一つは脳波の検査です。セロトニンの効果があらわれると脳が変わります。それは脳波を調べることでわかるのです。こうした検査の方法は東邦大学医学部で私たちが独自に実現したものです。

ここではいくつかの実験で実証されたセロトニンを増やす効果的な行動と、同時に、実験でわかった、セロトニンの不思議でちょっとへそまがりな性質をご紹介することで、効果的にセロトニンを出すトレーニングに役立てたいと思います。セロトニンの不思議な性質は、セロトニンのセロトニンらしいところでもあり、私たちは調べるほど、人体のしくみのうまくできていることに感動を覚えるのです。

日光が直接影響して覚醒を促す

セロトニン神経は自ら一定のインパルスを出しますが、暑かろうが寒かろうがとりあえず一定で、ノルアドレナリン神経がストレスによって大きく刺激を受けるのとは大違いです。しかし、唯一セロトニン神経が外からの刺激で大きく左右されるのが「日光」です。日光の刺激でセロトニン神経は活性化するのです。

梅雨時や曇りの日が続いただけで調子が悪くなる人がいます。冬の長い北ヨーロッパの人々には古くから日光が不足することで起きる季節性感情障害が多いことが知られています。そこで対策として、イタリアや地中海に転地して、一週間なり二週間なり日の光を存分に浴びると調子がよくなってきます。あるいは強烈なライトを日光の代わりに浴びる療法も有効です。

また光は目から入れるのですが、太陽をじかに見る必要はないし、そんなことは危険です。光の刺激だけでセロトニン神経は活性化するのであって、「視覚」で認識するわけではないのです。ですから、日焼け対策などをして、外のまぶしい光のなかにいれば目から間接的に光が入っているのです。家の中の蛍光灯などが一〇〇～二〇〇ルクスですが、この程度ではダメで、外にでればその一〇倍や一〇〇倍、場合によっては万の単位になります。そうした強烈な光が脳を変えます。

しかし、セロトニンは、ちょっと複雑な性質をもっていて、「やりすぎると減る」のです。ですから、日光にしろ、強烈なライトにしろ、一五分から三〇分も浴びれば充分です。浴びすぎるとセロトニンは減少します。

どうもこのごろ不調だとか、うつうつとして気分が晴れない人は、朝起きたら庭やベランダにでて、五分でいいので、朝日を浴びる習慣から始めましょう。

近年紫外線を恐れるあまり、日光は大敵のように言われますが、その反論もあがってきています。太陽を浴びないで生活しているといろいろな問題が出てきます。

パソコンを長時間使ったり、夜じゅうパソコンを見つめているという人たちの脳に、何が起こっているか。また、通勤が地下鉄で、仕事場がビルの中、あるいは地下である場合は、一日ほとんど太陽を浴びません。あるいは昼夜逆転のシフトで、夜働く生活の人もいるでしょう。それは人間の生理からすると間違っています。人間の脳と体は太陽が昇ると活動するようにできている、昼行性動物としてでき上がっているのです。太陽が昇って体を動かすというメカニズムが人間の脳の中にあるのです。そこから進化もしていない。今さら夜行性動物には変化しないのです。

そこを理解しないで、夜働いて、昼寝ているというラットのような生活をしたとすると、おかしくなってしまうのです。たとえば、外国に行ったときに時差に苦しみますが、時差というのは、太陽の昇る時間が変わるだけなのです。たったそれだけで人間は調子が悪くなってしまう。とりあえず必要なのは太陽の光なのです。

そこのところがわかると、夜仕事して朝休むという生活がいかに間違っているかがわかります。最初はそれが自分の仕事だから仕方ないと始めたとしても、それを一年、二年と続けていくうちに、どうも変だな、ということをだんだん感じ始める。そこにストレスが加わってくると、間違いなくストレスはセロトニン神経に影響を及ぼし、ただでさえ弱っていたセロトニン神経が耐えられずに、誰だってうつになる、パニック障害を起こすということになってきます。誰だって痛みの調整がきかなくなり、誰だってストレス病になる。これはもう昼行性動物である人間の宿命です。

そのときにどうすればいいかというと、このメカニズムを理解して、太陽の光を浴びるとか、体を動かすとかいうことを積極的に自分の生活にとりいれないといけません。そういうふうに人間の脳はできているんだという理解があれば、「ああ、こういう生活を長く続けてはいけないんだな」ということがわかってくるのではないでしょうか。

「よく噛むと頭がよくなる」は本当だった

セロトニン神経のある縫線核のちかくには呼吸、歩行、咀嚼に関係する中枢があり、呼吸や歩行、咀嚼によるリズムを刻むとセロトニンが増えます。ガムを噛んで五分もするとセロトニンが出てきます。ガムではすぐ小さくなってしまうし、添加物などが心配というならスルメでもいいでしょう。私は子供のころ、母から「スルメを食べると頭がよくなる」といわれておやつにスルメを噛んだりしましたが、それは本当だったのです。そして、食事のときは、食事に集中することです。テレビを見ながらとか新聞を読みながらでは、消化の面だけでなく、セロトニン活性の面でもよくないのです。

森光子さんの若さの秘密

国民栄誉賞を授与された女優の森光子さんは、朝晩七五回ずつ一日一五〇回のスクワットを欠かさないことで知られています。スクワットというと、一般には足腰を鍛えるためで、それが若さに役立つのだと思われていますが、それより、軽くひざの曲げ伸ばしをする森さんのスクワットはセロトニン活性に有効だと思われます。朝、リズム運動でセロトニンを出して軽やかに体を目覚めさせ、また就寝前のリズム運動でセロトニンを出すことで落ち着いて眠りに入れます。そして全身の姿勢筋、皮膚の張りをつくり、くよくよしない性格をつくる――。森さんの年齢を感じさせない若さと美しさは、このリズム運動でセロトニンを活性化させていることが大きく関わっているはずです。

自転車こぎで頭がよくなる！

セロトニン活性化のために有効なリズム運動のひとつに「自転車こぎ」があります。この運動をして脳内の血流変化を測定したところ、前頭前野（内側前頭前野）の血流が増えることがわかりました。ここの活動はすでに述べたように「心」なのです。

自転車こぎなどの運動をすると、当然ながら心拍数が増えていきます。すると、心臓からたくさんの血液が体内に送り出されていくのだから、脳内にも血流が増えるのは当たり前と考えられるのですが、それでは説明がつかないのです。なぜなら、この実験では、前頭前野の腹内側部のみが特別に血流が増えたからです。

つまり、セロトニン神経を活性化させる運動をすると、人間のもっとも人間らしい判断を司る前頭前野腹内側部の血流が増える、つまり「頭がよくなる」のです。よくスポーツと勉強は相反するように言われますが、そうではなくスポーツマンこそ「血のめぐりがいい」のです。

自転車こぎによる前頭前野の血流変動

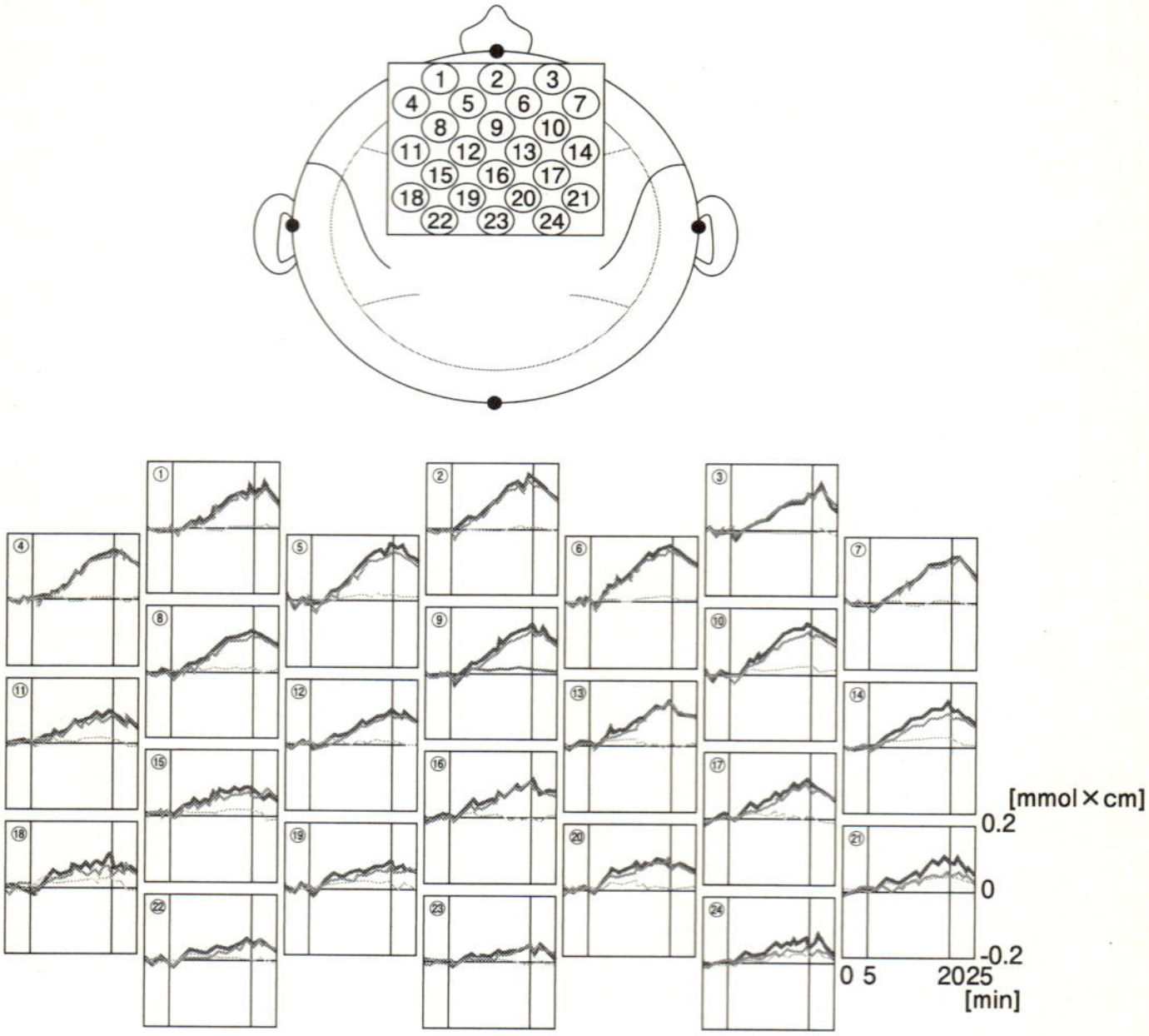

酸素化ヘモグロビン濃度
脱酸素化ヘモグロビン濃度
血流量

脳を上から見て、上の図の枠で囲った部分の血流変動を調べました。自転車こぎをはじめると、前頭前野の酸素化ヘモグロビン濃度が増えて、それは血流量の増加を示します。

ですから、これから勉強や仕事をしようとする人は三〇分ほど自転車こぎ、スクワット、ウォーキング、呼吸法のようなリズム運動をして、前頭前野腹内側部の血流を上げてからとりかかるといいのです。

腹筋運動でうつが治る⁉

以前、私がセロトニンを出すには肉体的にリズミカルな運動をすればいい、と学会で発表したところ、「ではアーノルド・シュワルツェネッガーのように腹筋運動をしていればうつが治るというのですか」と言われました。私は理論的にはありうると思って「腹筋運動についてはまだ研究していないのでこれから考えてみます」と大まじめに答えたのですが、あとから気がつきました。これは「うつのような繊細な心の病気を治すのに、シュワルツェネッガーのようにたくましく筋肉を鍛えろだなんて何を言っているんだ」という揶揄《やゆ》だったらしいのです。言われてみればその気持ちもわかりますが、当時（今もですが）なんとかセロトニンを自分で出すことをもっと広めたいと思っていた私は、とっさにはその皮肉はわかりませんでした。

しかし、自転車こぎで選択的に前頭前野の血流が増えるということは、実験で証明されました。血流が増えるということは、前頭前野腹内側部がセロトニン神経を活性化させ、セロトニン不足のうつの人の脳にいい効果がでるはずです。リズミカルな運動をすることで、脳がすっきりし、頭もよくなるしうつな気分が晴れるのは、気のせいでもないし詭弁《きべん》でもないのです。

五分でα波が出現し一五分でピークに

リズム運動をするときに、自分が動かしている体のみを意識することで、脳内では大脳が変わっていきます。体のみを意識しながらリズミカルに腹筋を使う呼吸法を五分もすると、脳波に影響が現れるのです。これまで、一〇〇例以上のデータが集まっていますが、毎回、再現性のよい結果が得られています。

呼吸法を開始して数分経過するまでは、脳波に変化はほとんど見られません。そして、五分程度呼吸法を継続していくと、ほとんどの被験者の脳波にα波が出てきます。脳波にはいくつか種類がありますが、一般的に、起きているときに見られる脳波がβ波、安静時や閉眼時に見られるのがα波です。呼吸法開始後五分経過するとβ波のなかに比較的振り幅が大きくはっきりとしたリズムがわかるα波が現れます。そのまま呼吸法を継続するとα波が現れる回数が増えていきます。さらにその持続時間も延びていくのです。

そして、この脳波をコンピュータで一分ごとに解析してみると、開始約五分後からα波の

呼吸法時の脳波解析

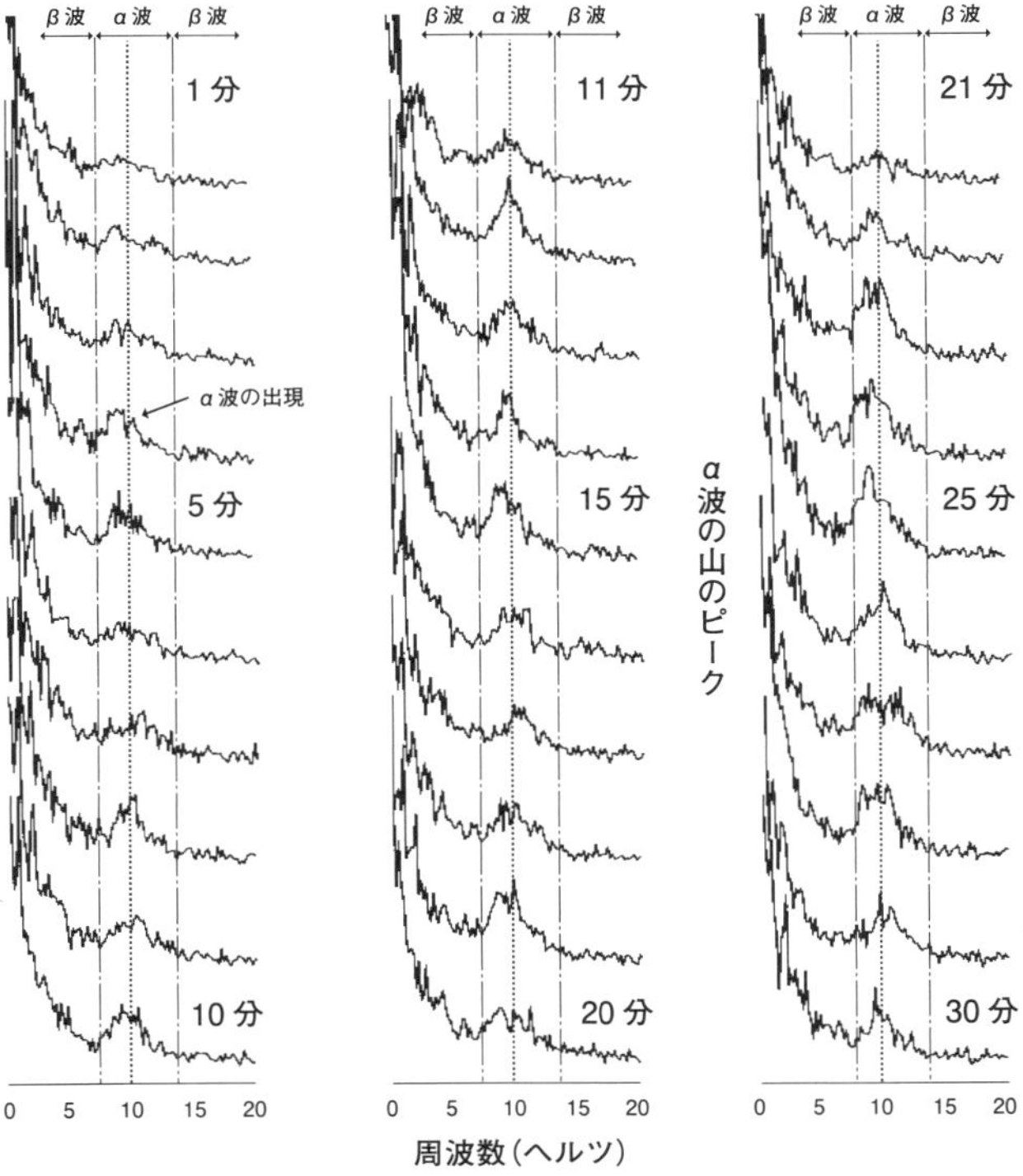

脳波を１分ごとに周波数解析して、左上から順次重ねて表示してあります。α波は周波数が８～13ヘルツの帯域にあります。最初の数分間は、α波がほとんど見られませんが、４分（矢印部分）のところで、α波の山がはっきりと現れてきます。α波の山のピークは15分ぐらいですが、30分まで継続して認められます。

『セロトニン欠乏脳』（ＮＨＫ出版）より作成

山がはっきりとしてきて、次第に山が高くなり、一〇〜一五分でピークに達します。そして二〇分を経過するころから、α波の山は上がったり下がったりと不安定になります。

そのころになると、被験者は、「もう充分」という一種の飽和感を意識するようになり、次第に呼吸法に対する疲れが出てくるのです。もちろん個人差があり、呼吸法を普段から実行している被験者は三〇分程度までは不安定になりません。しかし、まったく呼吸法の経験がない被験者の場合は、二〇分程度で限界を感じるようです。

このことから、セロトニン神経を活性化させるリズム運動としての呼吸法は、一分、二分では意味がないことがわかります。五分継続してやっと変化が現れるのです。つまり、最低でも五分程度は継続しなければ、セロトニン神経の活性化は起こらないというわけです。その先は、脳内が変わってくるため、いい状態になっているはずです。脳内が変わってきたときの自覚症状としては、何だかいい気分になってくるのを感じるのです。気持ちの緊張がとけてスッキリします。これは誰でも感じることができる感覚です。そして何となく爽快でスッキリした感じが出てくれば、そこで終了していいのです。

爽快でスッキリした感覚が得られる速いα波

被験者にリズム運動の呼吸法を行った後の自覚症状を問診すると、人により微妙に異なりますが、共通して「頭がスッキリした」「雑念がとれて心が透明になった」という答えが返ってきました。このことから呼吸法で得られる感覚は、必ずしもリラックスしたというものではないということがわかったのです。また同時に、心理テストを被験者に行ったところ、不安に関する項目の減少傾向が見られました。つまり、呼吸法では「リラックスした安らぎ感覚」ではなく「爽快でスッキリした感覚」が得られるということです。

この感覚の違いを脳波で区別できないかと試行錯誤した結果、目を開けた状態で呼吸法を行う場合と目を閉じた状態で行う場合とを比較することを思いつきました。そして、この実験結果は注目すべきものとなったのです。

安静時の脳波の特徴として、目を閉じるとすぐにα波が中心の脳波になることが挙げられます。そこで、α波が最初から出ている状態で被験者に腹筋リズム運動（呼吸法）をしてもらいました。すると、驚いたことに別種のα波の出現が確認されたのです。

まず、目を閉じてすぐに現れるα波は八〜一〇ヘルツの遅いものですが、呼吸法を二〇分行うと、この遅いα波の山は呼吸法開始後七分で消えました。そして、三〜四分経ったころから、これと入れ替わりに一〇〜一三ヘルツという速いα波が出現したのです。この速いα波は一〇分ごろにピークとなり、その後安定していきます。速いα波が現れる時間経過は、目を開けて呼吸法を行ったときのα波の出現時間とよく対応していたのです。

このことから、呼吸法で出現するα波は速いタイプのもので、目を閉じるだけで出てくる遅いα波とは本質的に違うものだと結論づけられたのです。これをサイエンスの言葉で表現すれば、それぞれ異なる脳内機構でふたつのα波が形成される、ということになります。

この実験から、目を閉じれば出現する遅いα波が「リラックスした安らぎ感覚」を、呼吸法で出現する速いα波が「爽快でスッキリした感覚」を引き起こすという結果を得ることができたわけです。

このように呼吸法を続けることによって、大脳に変化が起こることは間違いありません。それは脳波上では速いα波を出現させ、自覚症状としては「爽快でスッキリした感覚」を得られるということです。これらは、セロトニン神経を活性化したときに現れる「クールな覚醒」に通じるものです。

さらに、呼吸法がセロトニン神経を活性化させ大脳皮質の活動レベルを変えて、脳波の変化となって現れるという可能性については、呼吸法を行った前後の血中および尿中のセロトニン濃度の測定実験で検証しました。

同じ食事を同じ時刻にとり、呼吸法を行った被験者と呼吸法を行わなかった被験者の血中セロトニン濃度を測定します。すると、呼吸法を実施した直後、あるいは呼吸法を行った三〇分後でも被験者の血中セロトニン濃度が確実に増加していることが実証されました。一方

呼吸法時の脳波変化

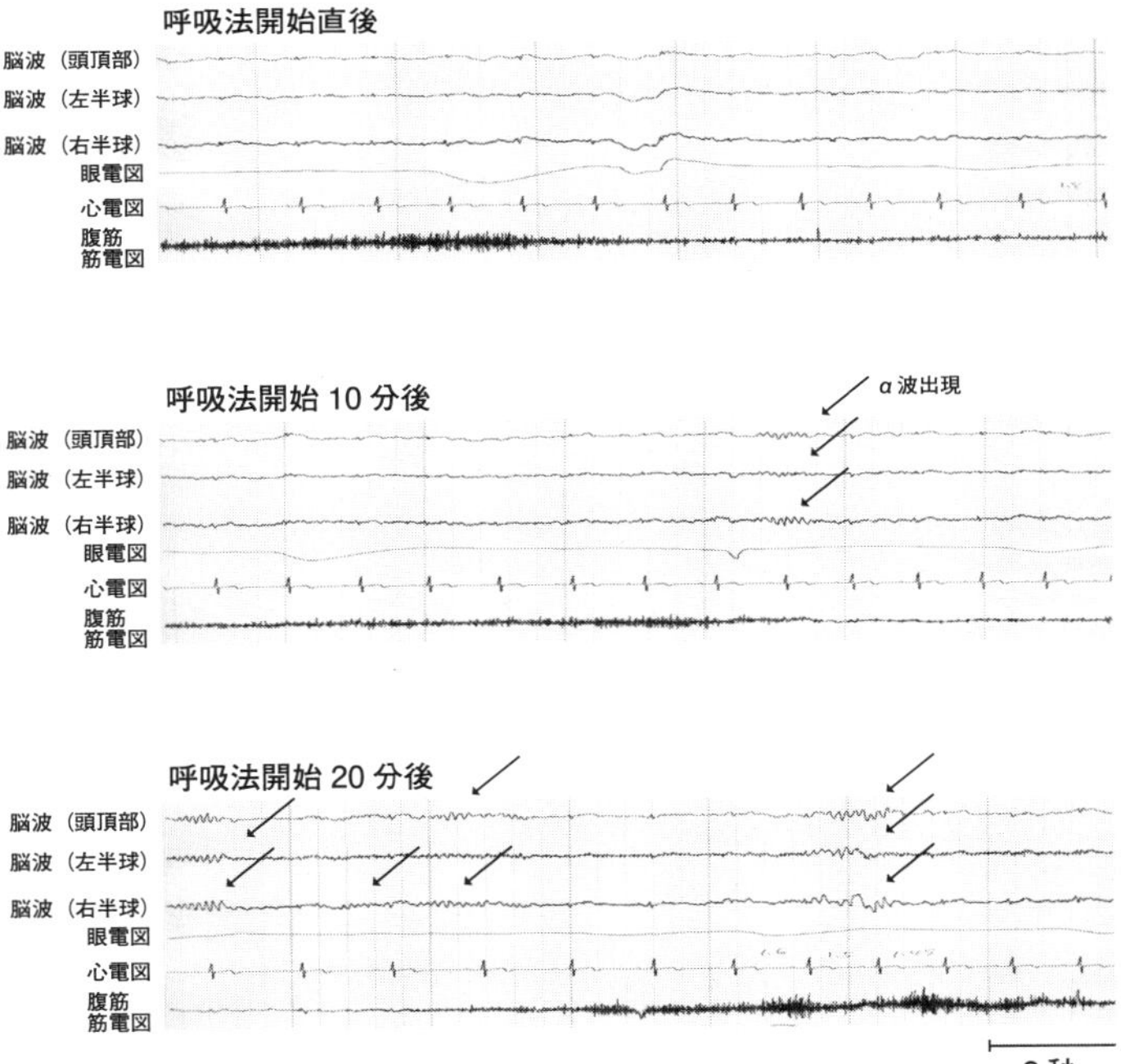

呼吸法開始後10分経過の脳波に、矢印の部分でα波が出現するようになります。20分経過の脳波では、α波が複数回出現するようになります。

呼吸法による全血中セロトニン濃度の変化

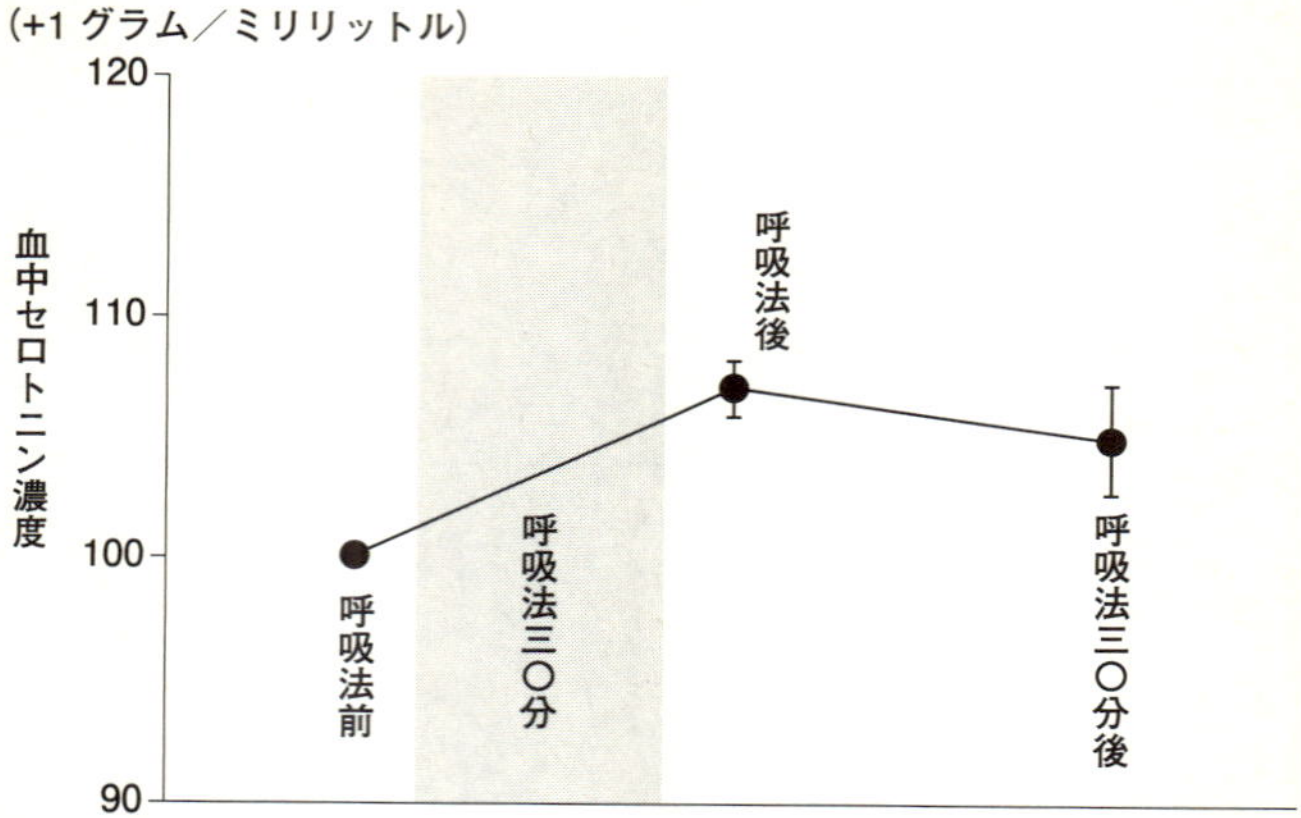

呼吸法後に血中セロトニン濃度が上昇します。

の呼吸法を行わなかった被験者のセロトニン濃度には、一定の傾向が見られなかったのです。

食物中のトリプトファンからセロトニンを合成できる器官は、消化管と肝臓と腎臓と脳です。同じ食事を同じ時刻に食べているため消化管が合成するセロトニンが血中セロトニン濃度の変化に影響を与えたものではありません。呼吸法を行わないとセロトニン濃度に変化は現れませんので、消化管由来の血中セロトニンは否定できます。また、同様に腎臓がつくるセロトニンも呼吸法とは無関係と言えます。すると最後に残るのが脳で合成されるセロトニンです。最近、脳から血液にセロトニンを移動させるセロトニン・

セロトニン・トランスポーターは神経終末と血管内皮にある

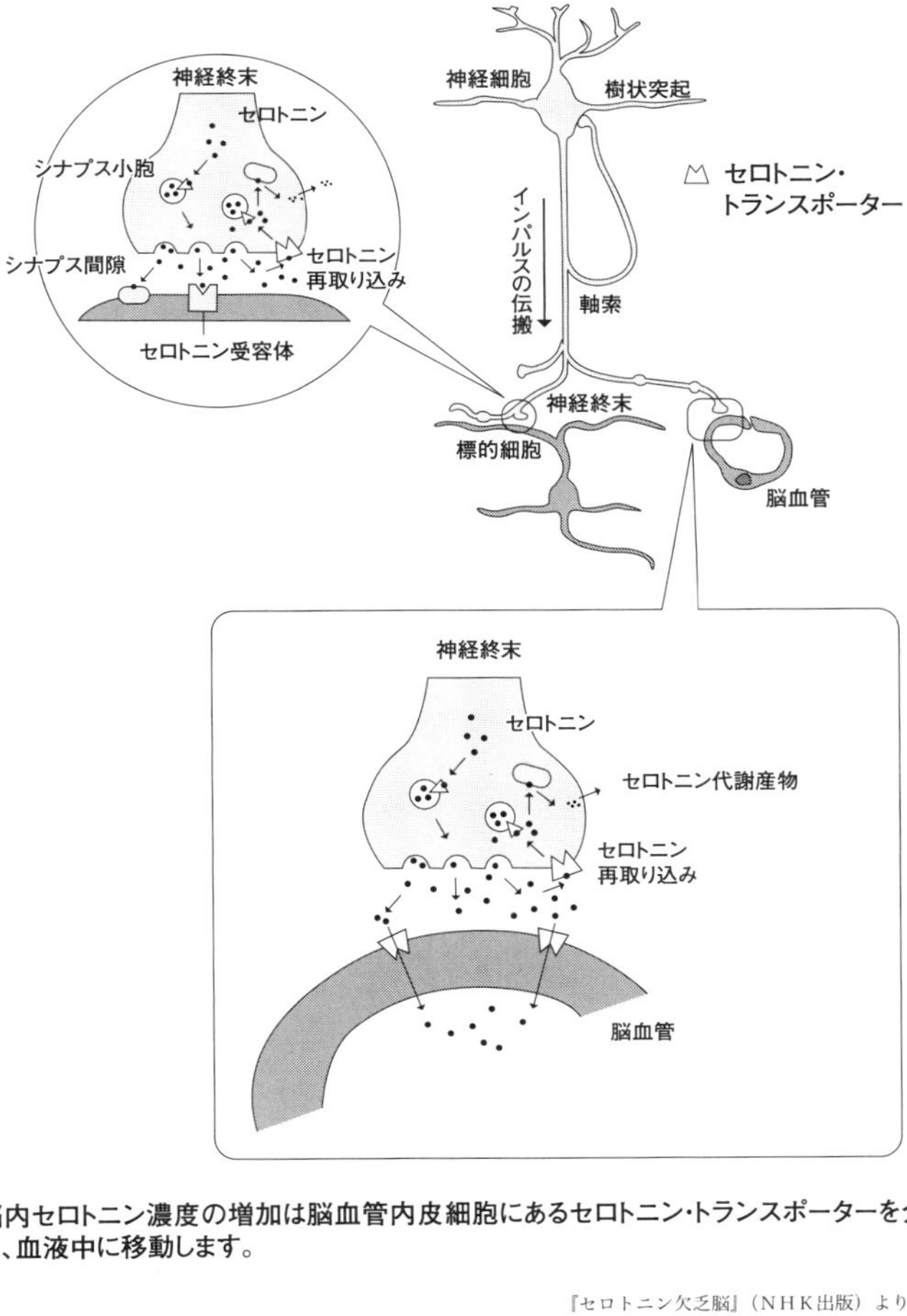

脳内セロトニン濃度の増加は脳血管内皮細胞にあるセロトニン・トランスポーターを介して、血液中に移動します。

『セロトニン欠乏脳』（NHK出版）より作成

トランスポーターという運搬役が発見されました。このセロトニン・トランスポーターが、脳内で分泌量が増えたセロトニンを血液へ移動させ血中セロトニン量を増加、さらに時間が経過することで尿中セロトニン濃度を増やしたと考えられます。実験における呼吸法後の尿中セロトニン濃度の増加は、このような経路をたどって発生したと解釈できるのです。

やりすぎは逆効果

セロトニンは、セロトニンを増やそうと運動をやりすぎたり、日光を浴びすぎるとてきめんに量が減ります。このへんが、どんどん量が増えて依存症を起こすドーパミンや、あまりに増えてパニックを起こすノルアドレナリンと違うところです。やりすぎると抑制がきいて、減ってしまうのです。なにごともほどほどという「大人」な物質なのです。

三歳から六歳の子供たちがいつも元気よく走ったり、マット運動をやったり、外でお日さまを浴びながら、三〇分ほどひたすらこうしたリズム運動をしてから一日を始める幼稚園があります。冬でも裸ではだしの子もいるのですが、そこの子供たちに協力してもらって、尿中のセロトニン量の変化を調べると、三〇分の運動のあとはセロトニンが増えているのです。子供たちは聞き分けがいいというか、すごくいいリズムになってきて、いきいきしてくるのです。

リズム運動プログラムによる尿中セロトニン濃度の変化
〈疲労による影響（遠足翌日と普段の日の比較）〉

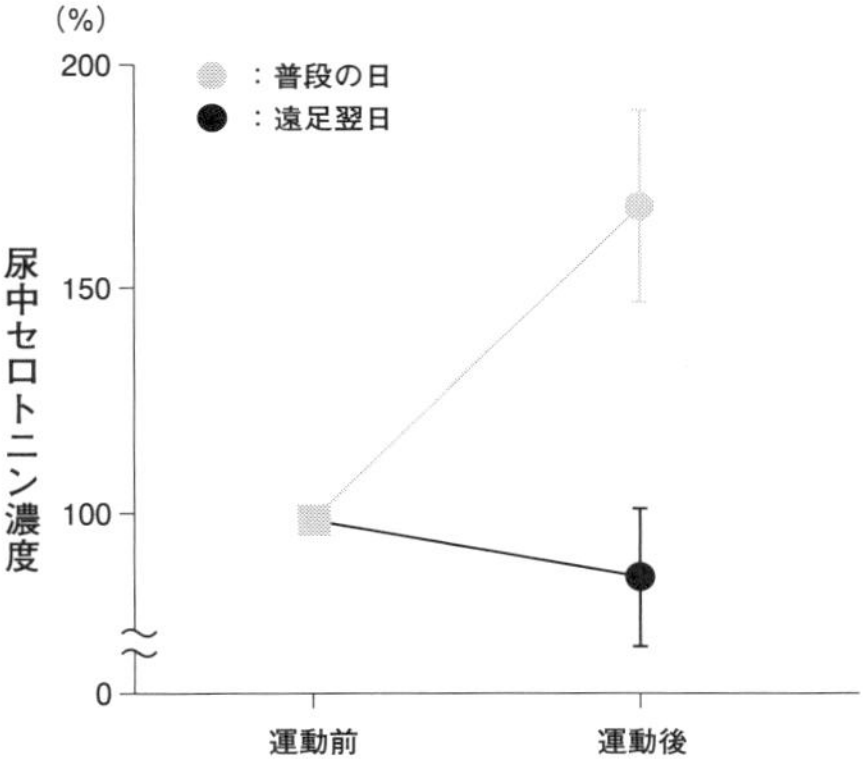

疲労の有無	日照	外気温	季節
遠足翌日 2006.10.20	晴れ	21℃	秋
普段の日 2006.12.13	晴れ	9℃	冬

遠足の翌日は疲れが残っていて、リズム運動をしても尿中セロトニン濃度は上がりませんでした。

しかし、ある日、いつものように、運動をした後、セロトニン量を測ったら、逆に減っているのです。「おかしいな」と思って園長先生にいろいろお尋ねしたら、なんと、その前の日は遠足で、子供たちは一日中野山をかけまわったというのです。したがって、翌日は疲れが残っていて、三〇分の運動をしても、もうセロトニンは活性化しなかったというわけなのです。疲労しているときに頑張らないというのはここなのです。頑張りすぎると効果は出ないのです。疲れている時には、ちゃんと休んだほうがいいということです。

「夏は休む」の科学的理由

同じ幼稚園で、春夏秋冬のセロトニンの

リズム運動プログラムによる尿中セロトニン濃度の変化
〈日照との重複効果（夏と冬の比較）〉

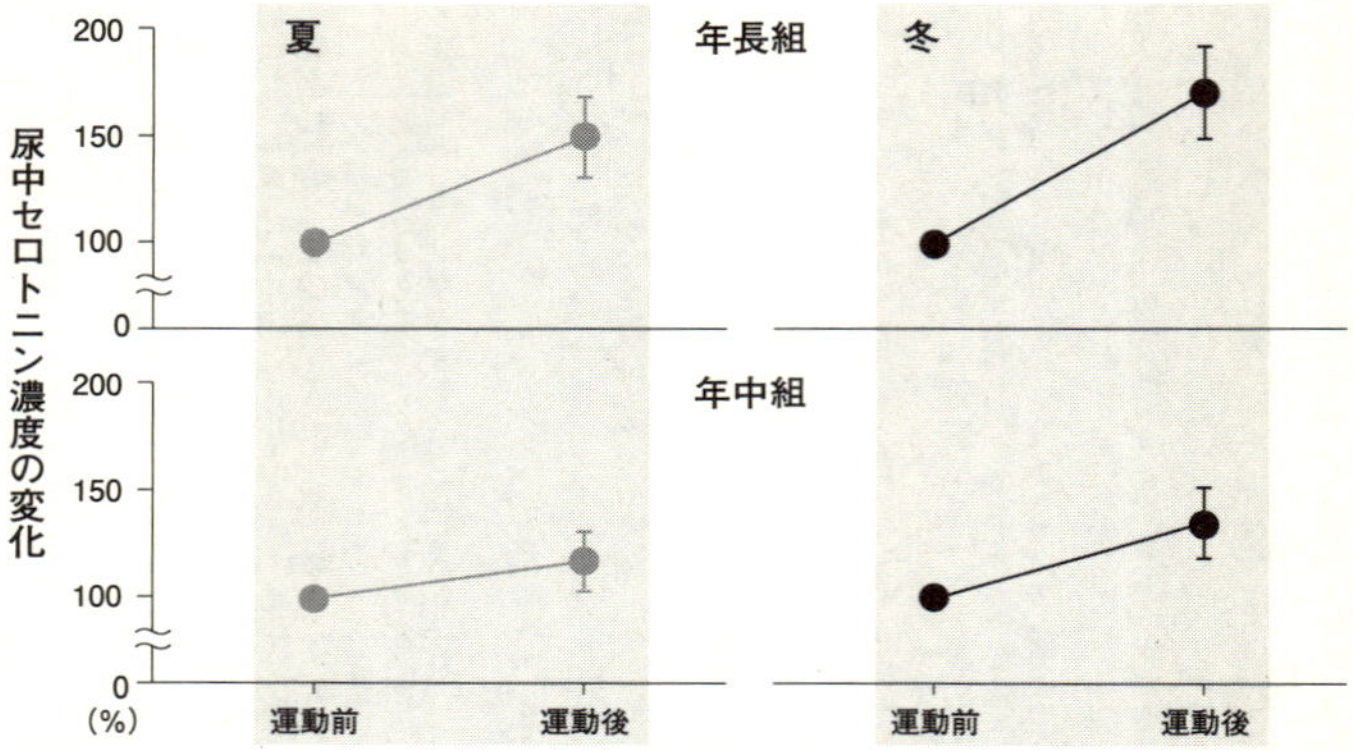

夏に比べて、冬のほうがリズム運動後の尿中セロトニン濃度の増え方が大きくなりました。

量を調べてみますと、冬のほうが運動をしたあとのセロトニンの増え方が大きいのです。私たちは、日光はセロトニン活性にいいし、夏は日差しもたっぷりだし、夏のほうがセロトニンの量は多いだろうと思っていました。しかし、実際は冬のほうが、運動の効果がでているのです。ですから、太陽光の足りない冬などはウォーキングを、夏は少し弱めにやるのが丁度いい。そんなおもしろい結果がでました。おそらく夏は強い日差しだけで充分にセロトニンが活性化し、その上運動までると疲労を招き、セロトニンは減ってしまうのです。だから夏はむしろ疲労しないということを考えたほうがいいのです。昔から、夏は激しい運動を避け、体を休め、できれば夏休みをとってゆっくりするというのは、脳の健康にもじつに理にかなっていたのです。

達磨が面壁したわけ——集中しないとダメ

私は学生時代にダイビングをやっていました。浜辺でテントをはり、一日中海に潜っては魚や海草の間を泳ぐという生活を一年以上続けました。そのために呼吸ということには大変くわしくなっていました。海に潜るときは余計なことは考えません。呼吸に集中しています。今から思えば大変セロトニンにいい生活をしていたわけです。

セロトニンを出すためにリズム運動がいいと述べましたが、呼吸法はリズム運動の最たるもので、ヨガや坐禅の呼吸法は大変脳にいいのです。坐禅はすわっているだけで、運動ではないと思われるかもしれませんが、腹筋と横隔膜をつかって呼吸に集中するのは立派なリズム運動です。おもしろいのは、坐禅でも集中していないと警策《きょうさく》で喝を入れられるわけで、セロトニンもリズムに集中しないと出なくなるのです。

ある企業の方に「踏み台昇降」といって低めの箱に昇り降りする体操を規則正しくやっていただき、セロトニンが増えることを確認しました。「これはいい」というわけで、その方は広い会議室に被験者を集めてみんなで試してもらったのですが、なんと、今度はセロトニンがさっぱり増えなかったのです。「え、一人でやった時はとても効果があったのに」ということで、いろいろ事情を聞いたら、どうもみんなで「これは何の役に立つんでしょうね」「昇り降りはきついですね」などとにぎやかにおしゃべりしながら、がやがやとやったらしいのです。おしゃべりは脳の中の言語中枢など認知機能の部分を使ってしまうのでダメなのです。セロトニンを出すには余計なことを考えず、動作そのものに集中するということが大事です。

中国の禅宗の開祖、達磨《だるま》は壁に向かって坐禅したといいます。おそらく達磨さんのような高僧であっても集中するには壁に向かう必要があったのでしょう。じっと座っていても脳は、周りの状況を見張っている。目、耳、皮膚から、何かが起こらないかということを無意識のうちに見張っているのです。それをどうしたらいいか。まずは音のあまりしない静かなところ、自分の見えるものは壁だけという環境に身を置く。さらに、さまたげになるものは、もう一つ、心の中にある雑念なのです。目を閉じてしまうと今度は心の中の雑念が出てくる。「内なる沈黙」が必要です。坐禅では壁に向かっていても目を閉じてしまわず、半眼にするのはそのためです。

セロトニンが教える「いい加減」のすすめ

禅の言葉に「念を継ぐな」という教えがあります。これは一つのことばかり考えていると、どんどんまだありもしない方向に想念が膨らんでしまうというのです。これは脳の研究からいっても実証されています。「上司があ あ言うからにはリストラされるのは私だ」「あの人は私のことを悪く思っている、ほかの人に悪口を言ったに違いない」などとまだ起こっていないことをあれこれ考えると、その回路が発達し、ちょっとしたことでその回路が働きだします。すると何を見ても悪い方向に感じられるくせがついてしまうのです。

脳は、心のバランスをとるセロトニンを出すためには、「リズムに集中して余計なことを考えるな」と言っているのです。

「しっかり考えないと問題は解決しないではないか」と思うかもしれませんが、うつうつとした「考え」のほとんどが、考えても「解決」するようなことではないのです。

さらに言えば、世の中の問題はすぐには解決しないことがほとんどです。

「この不況で私は仕事がなくなるかもしれない」と考えてもすぐには解決しません。そのことでうつうつとするより、「まあ、考えても仕方ない。よく睡眠をとって、明日元気に今引き受けている仕事を完璧にこなそう」と思うほうが得策です。

そのためにはセロトニンを脳内に無理にでもたたき出して、元気を回復するのです。悩みや苦しみでこてんと倒れてしまってもまた起き上がってくる、まさにダルマさんのような復元力がセロトニンにはあります。セロトニンがたっぷり出た脳には、何があろうと立ち向かっていける気力がわいてきますし、さらには、何があろうと人生には別の幸福がある、と信じられるようになるのです。

これこそが人間の底力、セロトニン力とでもいうべきものでしょう。

第5章　セロトニン体質になる毎日の習慣

セロトニンを増やす日光、リズム運動、グルーミング

セロトニンを増やすには、

①日光

②呼吸法などのリズム運動

が大切だと述べました。もう一つ、

③直接間接の触れあい、グルーミング

が有効だということがわかっています。このグルーミングについては脳の共感脳に深いつながりがあり、本書では第7章から第9章で「タッピングタッチ」という優れていて簡単な技法をご紹介することで、セロトニン活性に役立てていただきたいと思います。

面白いというか、ありがたいことは、これらは、「どれでもいい」のです。人間の体はいい加減といっては変ですが、セロトニンはぜったいにヨガの呼吸法でないと出ないとか、坐禅でないとダメということはないのです。そこが脳のありがたいところであり、セロトニンのセロトニンらしいおおらかなところでしょう。しかし前章で見たようにそれなりのコツがあり、セロトニン神経の性質をよく知るとどうすれば上手に活性化できるかがわかるのです。

本章では、①と②を中心に取り入れやすいセロトニントレーニングをまとめてみました。

日本はセロトニン活性化社会だった

私は、「セロトニン神経活性化こそ現代人に大切なことだ」「セロトニン活性化にはこうしたらいい」と考えて、リズム運動や日光浴などの具体的な方法を研究していると、日本は高度なセロトニン活性化社会だったとしみじみ思うのです。私たちがおじいちゃんやおばあちゃん、あるいは両親や大人たちから、おそらく言っている本人もはっきりした理由はわからず伝えられてきた知恵が、脳の安定に非常に役立っていたのです。

1. 朝は早く起き、夜は早く寝る
2. じっとしていないで体を動かす
3. 一つのことばかり突き詰めて考えない
4. 家族にも他の人にも挨拶をし、なごやかにつきあう
5. 子供やお年寄り、弱い人をいたわって手助けする
6. 何事もほどほどを心がける
7. 子供は外で遊ぶ

8. 食べ物はよく嚙んで、バランスよく食べる

こういう当たり前の生活の心得が、実はセロトニンを出すためにとてもよいことだったのです。人々が経験的に知っていたことを、その時の科学ではよく説明できなかったので「非科学的で面倒な習慣にすぎない」「現代的ではない」とされて生活から失われてきたのです。だから、セロトニンの話をすると、新しい話をしているのに、すごく古い話を聞かされているような気分になるのです。

しかしそれはまさに、科学が、「人間社会が長らく信じていて、現代になって理由がわからないからと捨て去った大切な知恵の『理由』を解き明かした」ということではないでしょうか。

誤解されやすい、セロトニンの話

生活リズムを変えるという話をすると、「そんな『きまりきった暮らしが正しい』というような考えにはついていけない」「ようは昔がいい、昔に戻れということですね」という感想が必ずでます。日本の生活習慣が大変脳の健康によかっただけに、それをほめすぎると、「早寝早起きの勤勉のすすめか」と思われたり「みんな同じ生活をしろということとか」と誤

解されるのですが、そうではありません。あくまでも自分の心と体を守るにはどうしたらいいか、という科学の話なのです。そこを間違えないでいただきたいと思います。

セロトニンは「貯金」できない

セロトニンは「貯金」できません。毎日毎日作らなければなりません。昨日たっぷりゴルフで歩いたからいいだろう、というわけにはいきません。

朝、脳内でセロトニンを作っても、一日の活動の中で血液の中に出て、尿になって排出されますから、一日が終わればかなり少ない状態になってしまっていて、ストレスがあればさらに落ちます。寝ているときにはセロトニンは出ていないから、起きたときには弱々しい状態です。

そこで、セロトニントレーニングをしていくとセロトニンを分泌しやすい脳に変わっていきます。一回に出るセロトニンの量が増えてきます。また、繰り返しやっていると、セロトニン神経自体が変わってきます。筋力トレーニングの成果はだいたい三ヵ月で出てくるといわれていますが、それと同じでセロトニントレーニングを五分から三〇分毎日やると、トレーニングする前から数値が高い状態になります。セロトニンの理想値というのはとくにないのですが、普通の人をだいたい一〇〇とすると、病気の人は一から、あるいは一〇、二〇からで、それがだんだん六〇、七〇と上がっていきます。坐禅などをしっかりやっている人は二〇〇、三〇〇までになると考えられます。

朝が決め手

また、セロトニントレーニングは基本的には朝が決め手です。静かな覚醒をもたらし、アイドリング状態にするのですから、朝セロトニンが充分に出て、一日の行動にそなえることができないといけません。そのため、セロトニントレーニングは朝がいいのですが、セロトニンは脳内の物質の偏りを調整しますから、心を落ち着けて静かに眠りに入る役目もあります。ですから、夜、静かなセロトニントレーニングをするのも有効です。

朝起きたら外に出て朝日を浴びながらウォーキングする、これを三〇分ぐらい続ければ、それなりに目覚めます。気分もいい状態になって自律神経の働きもそこそこよくなって、「さぁ何かするかな」という感じが出てきたら、セロトニン神経の活性化が起こった一日が始まると考えてください。「なんとなく体があったまったかな」ということではなく、「セロトニン神経が活性化した」というイメージを持つことが大切です。

セロトニン呼吸は腹筋呼吸

ヨガや坐禅、太極拳の呼吸は大変いいリズム運動です。リズム運動のセロトニン的意味は、リズム感があるとかないとかではなく、「前頭前野が指令を出して集中して一定のリズムで筋肉を動かす」という意味なのです。

呼吸は誰でも行いますが、セロトニンにいい呼吸法は、コツがあります。胸郭を膨らませて空気を吸い込む胸式呼吸ではなく腹式呼吸がいいのですが、その腹式呼吸のうち、一般に行われる横隔膜呼吸ではなく、腹筋呼吸を覚えていただきたいと思います。

吐く息を長くするためには腹筋呼吸でないと難しいからです。セロトニンのための腹式呼吸では、まず息を吐いて吐いて吐ききります。お腹《なか》をグーッと絞って、吐いていきます。これ以上吐けないというところで、ゆっくりと息を吸い、またお腹をひっこめながら吐いていきます。これは腹筋を使う腹筋呼吸です。普通の腹式呼吸では、まずお腹を膨らませて横隔膜を下げて空気を吸い、つぎにお腹をへこませて空気を出すわけですが、これだと、吸うほうが中心になりがちです。腹筋呼吸は吐くことが大切で、吐く時間を一〇秒から一五秒、吸うのは自然に、こうして一分間に三、四回の呼吸を繰り返し、三〇分ほど続けます。坐禅はお線香が一本燃え尽きるまでで、約三〇分から四〇分です。これくらいがセロトニンにもち

坐禅の呼吸法と睡眠時の呼吸の比較

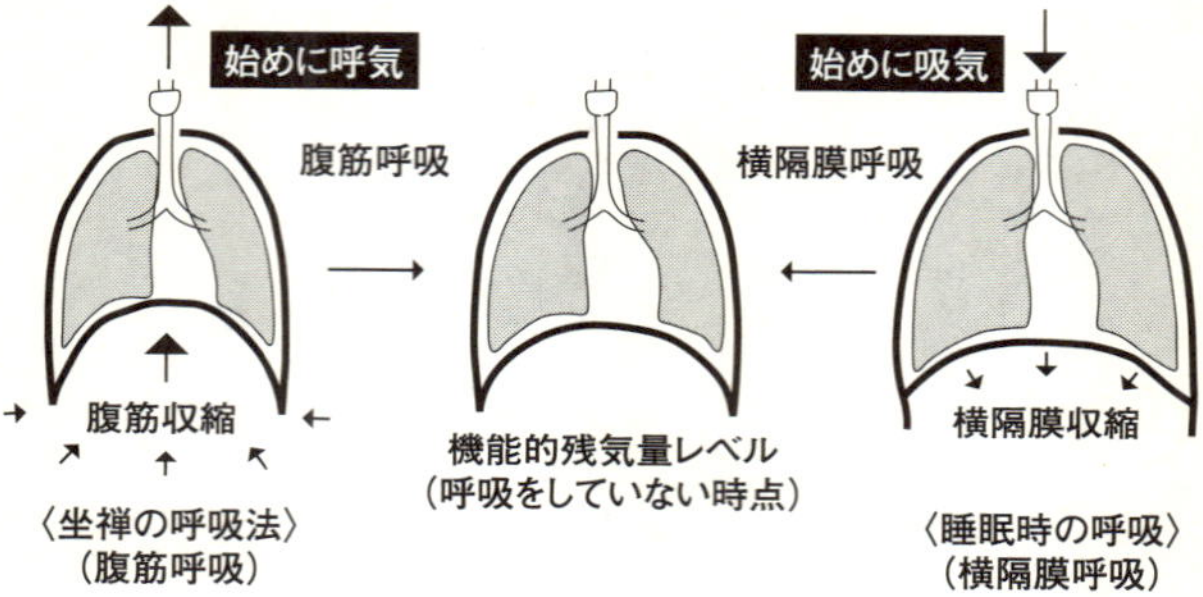

坐禅の呼吸法は腹筋を使った呼吸で、呼気からはじまります。吐いて、吐いて、吐き切ると、フイゴが膨らむように吸気が起こります。睡眠時の呼吸は横隔膜を使い、吸気からはじまります。呼気は横隔膜の収縮が止むと自然に起こり、腹筋の収縮を伴いません。

『セロトニン欠乏脳』（ＮＨＫ出版）より作成

ょうどいい時間なのです。

セロトニンウォーキングのコツ

リズム運動としては、ウォーキングは大変おすすめです。うつうつとした気分で動く気にもなれない場合は外に出るだけでもいいので、まず外の空気を吸ってください。そしてそれこそ五分でもいいので、歩いてみましょう。

ウォーキングは有酸素運動として注目され、メタボ対策として大変人気で、朝がやがやと散歩している人たちに出会うことが多くなりました。しかし、セロトニンウォーキングは、体脂肪の燃焼だの代謝だのが目的ではありません。おしゃべりしながらだとセロトニンはうまく出ません。何も考えず、動かしている自分の足とか、呼吸に意識をおいて歩くことが大切です。できれば、公園など安全でなじんだルートで、人目を気にしないでもいい時間がいいでしょう。また、万歩計を用意して「苦しいけどあと一〇分歩こう」とか「今日はどうしても三〇分歩くぞ」は無意味です。セロトニンを出すのは距離や時間ではないからです。どうも周りが気になるときは音楽を聴きながら歩くのもいいでしょう。そして繰り返し述べますように、「セロトニンを出すんだ」という意識をもって歩くことです。

フラ、太鼓——難しくない運動を選ぶ

リズムがある運動ならなんでもいいので、ラジオ体操や、フラもいいでしょう。その人に合ったものならとくに効果に違いはありません。年配者になると、ゆったりしたリズムのほうが安心です。また、あんまり覚えるのが難しいものはセロトニン活性には不向きです。サルサやジャズダンスのように難しいものは、まずは覚えてしまって無意識に楽しく踊れるようになれば大いに期待できます。

また大きな声で同じことを繰り返すような、お題目、念仏、リズム運動の最たるものである太鼓なども大変よく、何も考えずにそのリズムに乗っていられるという運動が最適なのです。それに集中するうちになんともいえずさわやかになるのは、まさにセロトニンがたくさ

ん出ている証拠です。

一日五分、三ヵ月で変わる

こうしたセロトニントレーニングは、決して疲れない範囲で行ってください。疲れるととたんにセロトニンが減るのは前章でご説明したとおりです。

セロトニンと付き合うコツは、「長時間より長期間」。毎日三〇分のトレーニングを三ヵ月、すると、脳が変わるのです。

セロトニン神経を鍛えるには、神経の構造が変わらなければなりません。セロトニン神経のどこが変わるのかというと、セロトニン自己受容体の部分です。この受容体はタンパク質から出きていて、その合成を調節しているのは遺伝子です。この遺伝子に働きかけて、スイッチをオンにしたりオフにしたりすることによって、タンパク質である自己受容体の合成量を変える必要があります。最終的には、神経の構造である自己受容体の数が変化しなければなりません。そのためには、毎日の継続した刺激が必要で、約三ヶ月すると、自己受容器の数がはっきりと変化してきます。毎日きっちり三〇分でなくても、最初は五分くらいから始めて、疲れている日は二〇分できりあげてもいいのです。なんだかんだで三ヵ月続けているうちに、脳が変わる。脳が変わるということは、あなたが別人になっている、ということで

坐禅によるセロトニン神経の構造変化

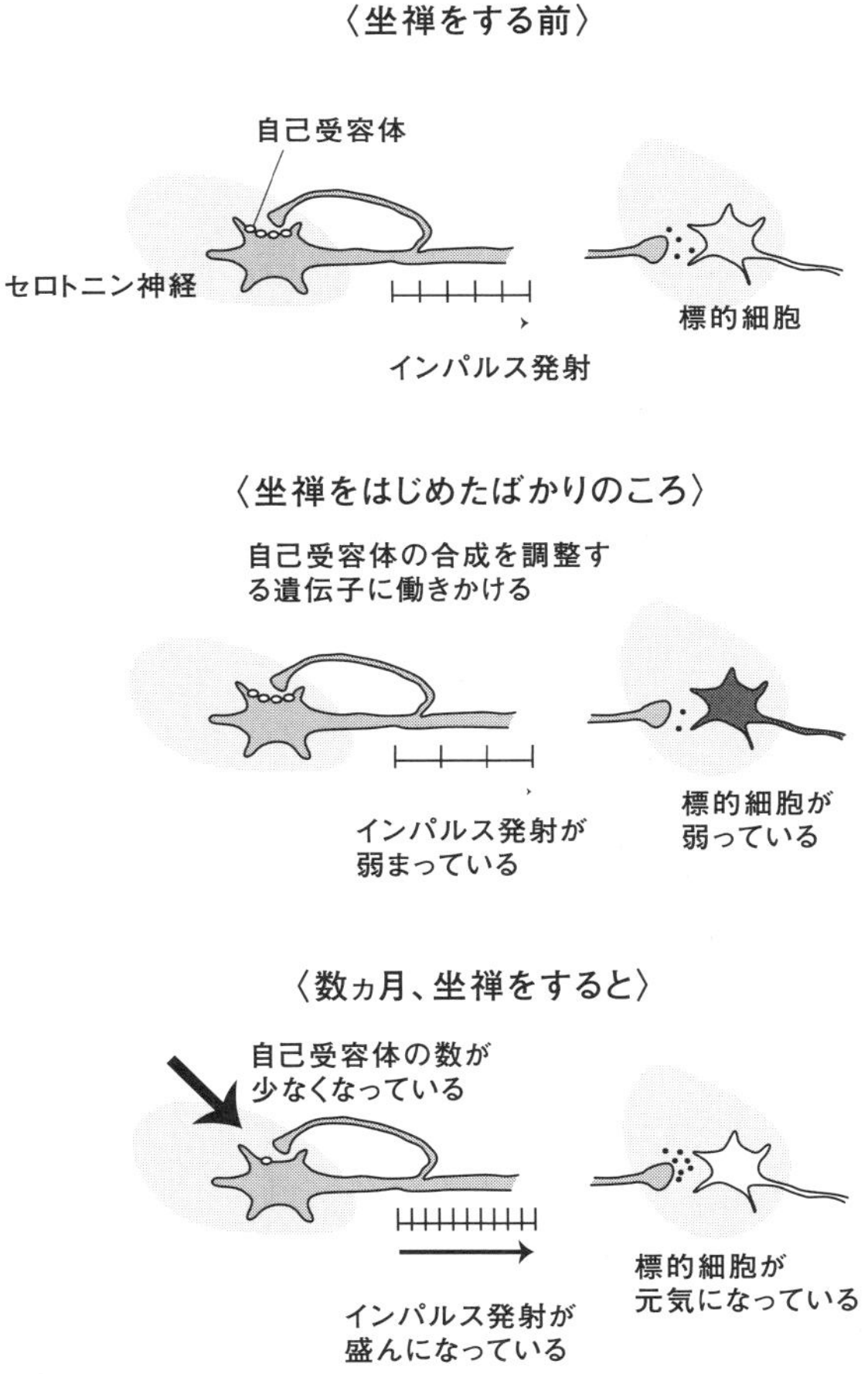

『セロトニン欠乏脳』（ＮＨＫ出版）より作成

す。

セロトニンを増やす食生活

セロトニンは、トリプトファンという必須アミノ酸から作られます。必須アミノ酸とは、体内で合成されないアミノ酸で、人間がどうしても食事から摂らなくてはならないというものです。トリプトファンは、大豆や、豆腐、納豆、みそなどの大豆製品、赤身魚、チーズ、バナナ、ケールなどに含まれているのです。私も毎日バナナは食べています。

しかし、食べ物の話をすると、「これを摂ればセロトニンが出るのですね」という短絡的な理解になることが多く、私は用心せざるをえません。いくら材料を摂っても、セロトニンを合成する刺激を与えなければ、脳がセロトニンをたくさん作ることはないのです。問題になったテレビの健康番組のように、「これを食べさえすればいい」ということではないのです。

また、トリプトファンは確かに肉類にも含まれていますが、セロトニン合成に関しては、あまり脳に行かないのです。また、ご飯やパンなどの炭水化物が合成に必要なことがわかっています。トリプトファンのためにと肉をたくさん食べるのはあまりよくないのです。

仏教で肉を食べずに精進料理が勧められてきたのは、経験的に脳に与える影響がわかっていたからと考えられます。

昔ながらの日本的食生活をしているのであれば、それほど神経質になる必要はありません。そのなかでセロトニンの材料となるトリプトファンは充分に補えるのです。

いずれにせよ、「セロトニンを増やすには材料になる食品を食べさえすればいい」というような考え方では増やせないということです。

サプリメントでの摂取は危険

食べ物からトリプトファンを摂取するよりもセロトニン合成に直接関わる物質（セロトニン前駆物質）の錠剤を摂取すれば、手っ取り早くセロトニン神経が活性化されるのでは……と短絡的に考える人がいます。しかし、これは完全な誤解です。セロトニンの通常の必要量は、食事のなかに含まれるトリプトファンで充分に補えるものです。偏食をせずにバランスのとれた食事さえすれば、セロトニンが不足することは決してありません。過剰摂取したものは、そのまま排出されるだけなのです。

セロトニン神経を活性化させるためには、食べ物はあくまでも二次的な役割であると考えてください。リズム運動や太陽光を浴びることでの活性化が大前提なのです。また、セロトニン前駆物質をサプリメントで大量に摂取すると、恐ろしい副作用があることが動物実験でも実証されています。セロトニン前駆物質を大量に動物に投与すると、セロトニン症候群という、高熱や、ときにはけいれんを引き起こし、睡眠・覚醒障害を起こす症状が出ることがわかっているのです。セロトニン前駆物質のサプリメントの摂取は不要なうえ、恐ろしい副作用が心配されるため、手を出さないのが賢明と言えるでしょう。

聞きかじりの知識をもとに、並行輸入でＳＳＲＩ（選択的セロトニン再取り込み阻害薬）を手に入れて服用する若者が少なくないようです。しかし、薬剤は場合によっては自殺を誘発するなど、少なからず副作用を招きます。専門医の指示なくして、憂うつな気分を晴らしたいという安易な動機からこれらの薬剤に手を出すことは絶対にやめてください。

よく噛む——するめいか、ガム

セロトニンを出すにはリズム運動が有効で、これは咀嚼筋の運動でもいいのです。ですから、ガムを噛むとよく出ることはわかっています。ガムをいつも噛んでいるというのは日本の社会にはなじみにくい習慣ですが、スポーツ選手には試合の直前までガムを噛んでいる人を見受けます。あれはだらしないのではなく、セロトニンを出すことで試合前にクールでリラックスした集中状態をつくっているのです。するめいかもおすすめです。

少なくとも、毎食ごとに、よく噛む習慣をつけましょう。噛むことは知能にいいと言われていますが、セロトニンにも影響するのです。

めげそうになったら「脳内薬」を自分で出そう

気分が晴れない、嫌なことがあってめげそう――現代生活はこうした気分を晴らす習慣を失っています。心を癒してくれた自然も遠のき、力づけてくれた家族もいないことがありま す。そんな時は、アルコールに手を出したり、甘いものを口にしたりするより、こうしたセロトニンの性質を知って、自分で自分の脳内に薬、つまりセロトニンを出すことです。セロトニンを出すために朝三〇分ほど早く起きるとか、もっとつらくてだるいという人は、ともかく外に出るだけは出てみるというように頑張ってみてください。

私も毎日セロトニンを出すトレーニングを続けていますが、慣れてくると、三〇分では物足りず、四〇分くらいでちょうどいいなと思うことがあります。疲れている時は短めに切り上げます。

自分で出すセロトニンは、お金も時間もかからず、第一副作用もないのです。

第6章 「涙」の力と「触れる」効用——ストレスを癒す共感力

精神のストレス病とセロトニン

ストレスの研究は、まず、痛みや暑さ、寒さなどの身体的ストレスが加わった時、体の中でどういう反応が起きるかという研究から始まりました。例えば、痛みのようなストレスがかかると、まず脳の視床から大脳皮質、あるいは大脳辺縁系を通ってストレス中枢である視床下部の室傍核に刺激が行きます。室傍核は脳下垂体に対し、「副腎皮質刺激ホルモン」（ACTH）を出させるCRHというホルモンを出し、脳下垂体からはACTHが出て、それが副腎皮質を刺激して、ストレスホルモン、コルチゾールを出させます。ストレスがいつまでも去らず、コルチゾールが大量に出続けると、高血圧、免疫抑制、糖尿病、骨をもろくするなどのさまざまなストレス性の病気になります。

ラットを寒さの中に放置する、一定の間隔で電気刺激を与える、果てしなく泳がせる、板に縛り付ける、などの激しいストレスにさらす実験をすると、ラットは必死で回避行動をとり、どうしても抜け道や逃げ道がないとわかると、ジーっと動かないで何もしなくなり、ついには死んでしまうのです。死んだラットを解剖すると、すべてのケースで胃潰瘍、副腎皮質の肥大が起こっていました。このようにストレスと身体反応の経路は、一九三六年のセリエの「ストレス学説」以来研究され、ここ三〇年から四〇年の間にかなり解明されたので

ストレスが病気を引き起こす流れ

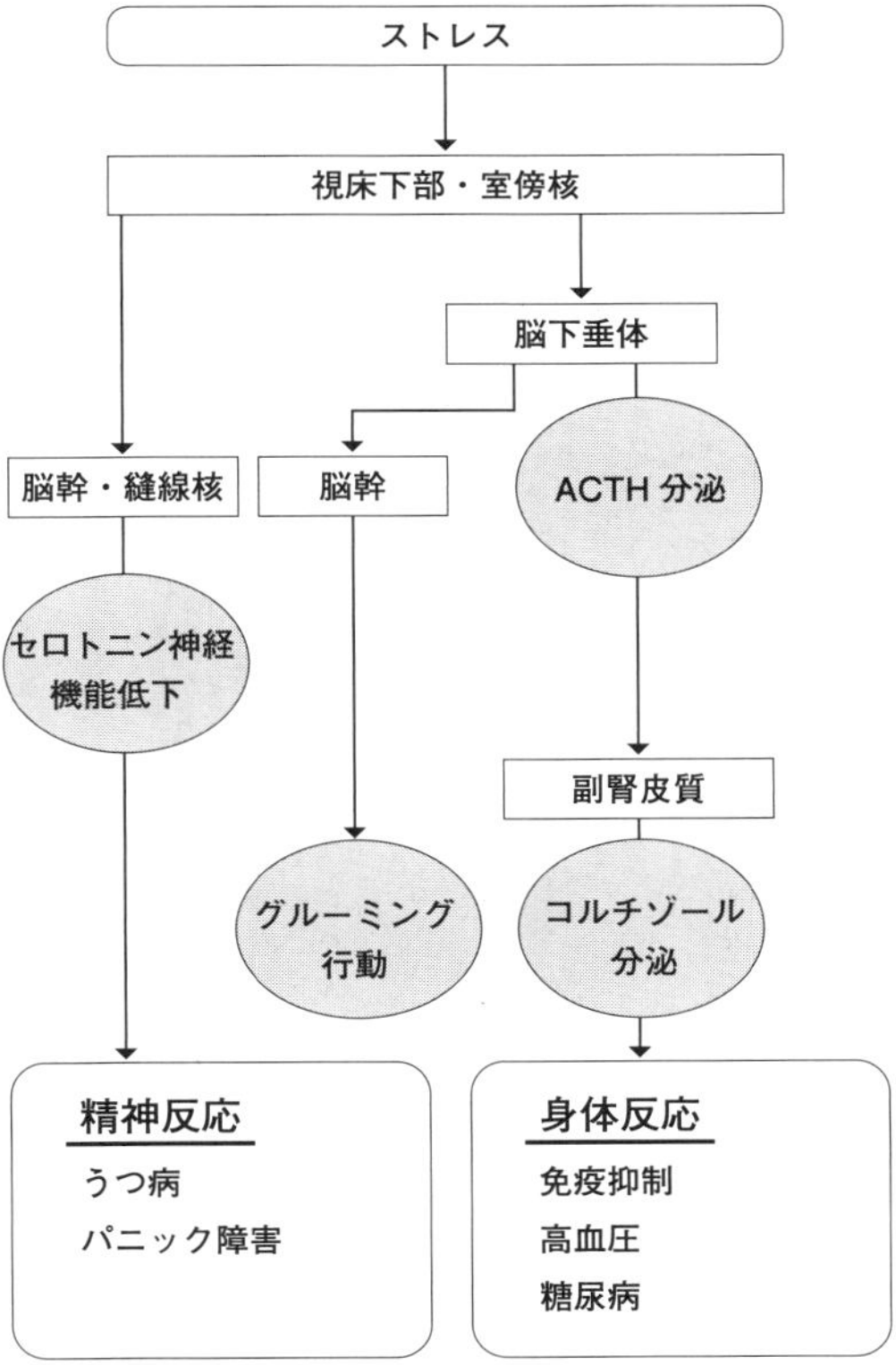

す。

しかし、ストレスと精神反応の経路は研究に時間がかかりました。ストレスがかかるとなぜうつ病になるのでしょう。これはACTHやコルチゾールの影響ではなかったのです。ストレスがかかると、視床下部へ情報がいくことは同じなのですが、つぎには脳幹の縫線核、つまりセロトニンの中枢へ刺激がいき、セロトニン神経の機能を低下させるのです。そのためにストレスがうつ病やパニック障害を起こしていたのです。

一見関係がなさそうな日光浴やリズム運動など、本書で述べている方法で前頭前野の血流を増やしてセロトニン神経を活性化させてやると、精神のストレス病に効果があるというわけなのです。

ストレスを和らげる涙とグルーミング

ストレスが伝わる回路にはもうひとつ、よく知られる重要な回路があります。それは、自律神経の回路です。ストレスがかかると、心臓がどきどきします。脈拍数が上がり、血圧が上がり、血糖値は上がり、呼吸が速くなります。これは交感神経が刺激されているからです。逆に、ストレスを和らげるのが、副交感神経で、副交感神経は免疫系に作用するので病気に対する抵抗力がつきます。ストレスがかかる日常に、この副交感神経を働かせて一気に

グルーミングが誘発される経路（仮説）

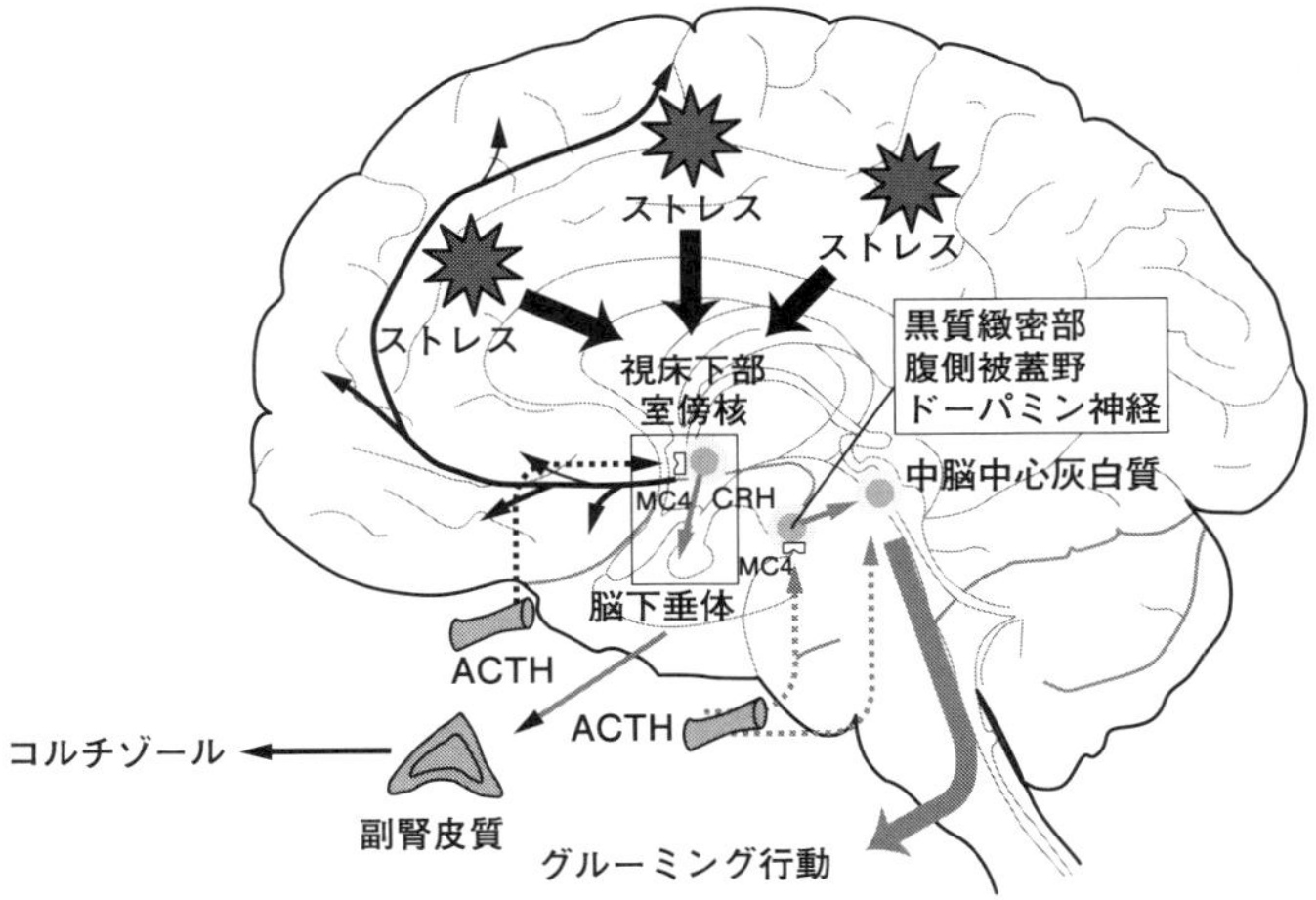

ストレスを晴らしてしまう方法があるのです。それは、涙を流すことなのです。

これは人間だけに与えられたストレスの消去法なのです。

またもうひとつ、ストレスから誘発される行動があります。「グルーミング」という皮膚へ直接刺激を与える行動です。ストレスがかかると、脳下垂体から脳幹を通り、グルーミング行為を誘発するルートがあるのです。このグルーミング行為は、セロトニン神経を活性化させ、ストレスから立ち直らせる作用があるのです。ラットに極度のストレスをかけるとラットは必死で自分の鼻をこすり始めます。また、ストレスで強迫神経症になった患者さんは手を洗う行為をやめられないということが起こります。ストレスがかかったとき、自分の肩を抱きしめたり、両手を握り合わせたりすることはここから起こっているのです。ラットが必死で鼻をこするのもなんとかセロトニンを出して、ストレスの苦しみから癒されようと反応しているのです。

前頭前野を刺激

私はセロトニンの研究を長年続けているなかで、涙はどうして出るのかという研究もしています。すると、前頭前野の働きが活性化されると、涙が出るという現象を見出しました。一方、涙が出るのは、実は副交感神経が非常に強く活動すると引き起こされる現象であることがわかっています。

ストレスが加わったときに、視床下部・室傍核から自律神経へ刺激が伝わり、自律神経の交感神経が緊張状態に陥ります。

交感神経が緊張すると、血圧が上がったり、血糖値が上がったり、心拍数も上がり、胃腸の働きも悪くなってしまうのです。逆に副交感神経が優位になると、胃腸の働きがよくなるほかに、唾液を出したりするのですが、そのほかに涙を出すという現象があったのです。

また、一般的に人間は、昼に活動しているときには交感神経がずっと緊張していて、ストレスが加わるとさらに緊張が強くなります。そして、夜になると副交感神経が働きストレスが少し緩和するということを繰り返しているわけです。

ところが、涙は交感神経が活動している昼に、交感神経の緊張をストンと落として、副交感神経の働きを上げることができるのです。

これは自律神経のリズムからすると通常ありえないことです。涙は、私たちの脳を非常に特殊な状態にしているのです。その時間は長くはなく、せいぜい一〇分以内です。つまり、起きているのにもかかわらず積極的にストレスを緩和してくれるのが涙なのです。

人間だけが流せる「情動の涙」

涙には三つの種類があります。ひとつが、基礎分泌としての涙。これは持続的で微量なもので、ドライアイのときなどに分泌される涙です。二つめは、目にゴミが入ったり、たまねぎを切ったときなどの刺激を受けたときに流れる、反射、反応の涙。一種の防衛反射といえます。そして三つめが「情動の涙」です。

三つめの情動の涙がここでいう「涙を流す」ということですが、これは究極のストレス緩和方法で、人間にだけ与えられた機能ともいえます。人間だけしか情動の涙は流せないのです。なぜなら、涙を流す指令を出すのが前頭前野の機能だからです。この人間が最も発達している脳である前頭前野が「涙を流せ」と命令してはじめて情動の涙が出るのです。

また、涙は生後発達があり、赤ん坊の涙、子供や中学生・高校生の涙から、大人の涙へと変化していきます。

赤ん坊の涙は、自分の体の中にあるストレスを他者に伝えるメッセージです。つぎに子供から中学生・高校生の青年期にかけて、自我が出てくると流れる悔し涙があります。ケンカで負けてしまい自尊心を傷つけられて流す涙や、高校野球で負けて悔し涙を流したりします。しかし実はこれらも、他者に対して自分の気持ちを伝えるメッセージです。

ところが、大人になると、そうした涙は社会的に制御され、代わって感動の涙、大人の涙が出てきます。これは他者の気持ちに共感して泣く涙なのです。いわゆるもらい泣きといってもいいでしょう。「ああ、つらかったんだろうな」と自分はつらくないのに相手の気持ちに共感して泣いているのです。ドラマを見たり、スポーツの感動的なシーンを見たときも「成就してよかったね」「つらいこともいっぱいあったのに頑張ったね」と、ドラマの主人公やアスリートがこれまで背負ってきた状況を、自分のことのように感じて共感します。他者の気持ちや経験してきたであろういろいろなものと、意識しようとしまいと記憶に刻まれた自分の過去のいろいろな経験とが共鳴し合うのです。二〇〇九年のヴァン・クライバーン国際ピアノコンクールで優勝した盲目のピアニスト・辻井伸行さんのニュースを見て多くの人がもらい泣きしたようですが、それも情動の涙です。

一緒になって泣くことによって、実は自分が癒されているのです。ですから韓流ドラマを見て、一緒にさめざめと泣いたあとは、スッキリしているという女性がたくさんいますが、脳の機能的にも韓流ドラマはストレス解消ドラマともいえるわけです。

ところが、がまんをしているわけではないのに、涙を流すことができない人がいます。ストレスがたまって苦しいにもかかわらずです。これはうつ病の患者さんによく見られる現象です。彼らが涙を流せないのは、前頭前野の働きが低下していることが原因です。情動の涙は共感脳が関わっているため、前頭前野がきちんと機能しなければ、泣きたくても泣くことができないのです。

では、うつ病の患者さんが泣くためにはどうすればいいのかといえば、やはりセロトニン神経を活性化させて共感脳、前頭前野の働きを高めることです。うつ病の患者さんが、泣きたいときに泣けるようになったとしたら、それは病気の回復が始まっているといってよいのです。

号泣するとき共感脳の血流がいっきに増加する

私たちは、人が情動の涙を流すとき脳内では何が起きているのかを知るためにひとつの実験を行いました。多くの人が共感して泣く映画やドラマを見せて、被験者が情動の涙を流すときの脳の状態のデータをとったのです。この実験では、主に前頭前野の血流量の変化を中心に観察しました。

人は誰しも映画やドラマを見て共感し、涙を流すまでにはある程度の時間が必要です。どんなに感動的なものであってもいきなりクライマックス場面だけを見せられても感動できないのは言うまでもありません。物語のなかで共感にいたるプロセスを積み上げる必要があるのです。言い換えれば、少しずつ脳がストレスを受け入れ、交感神経を緊張させていなければ「泣きたい」状態にならないということです。

この共感にいたるプロセスを積み上げている間は、前頭前野の血流量に大きな変化は現れません。ところが被験者が涙を流す一～二分前になると、前頭前野の共感脳の血流量が緩やかに増加します。このとき被験者は「何となく泣きそうだ」という状態になるのですが、これを私は「予兆期」と呼んでいます。そして最後の場面がクライマックスだとすると、その直前になると前頭前野の血流量がいっきに増加。心拍数が上がり、血圧も上がります。この血流量の急上昇は一〇秒ほど続き、この間に被験者は涙を流し始めるのです。その後、血流量は再び予兆期と同じぐらいまで下がり、被験者は泣き続けています。この状態が数分ほど続いた後、通常の血流量に戻るのです。

号泣前後の共感脳における血流量

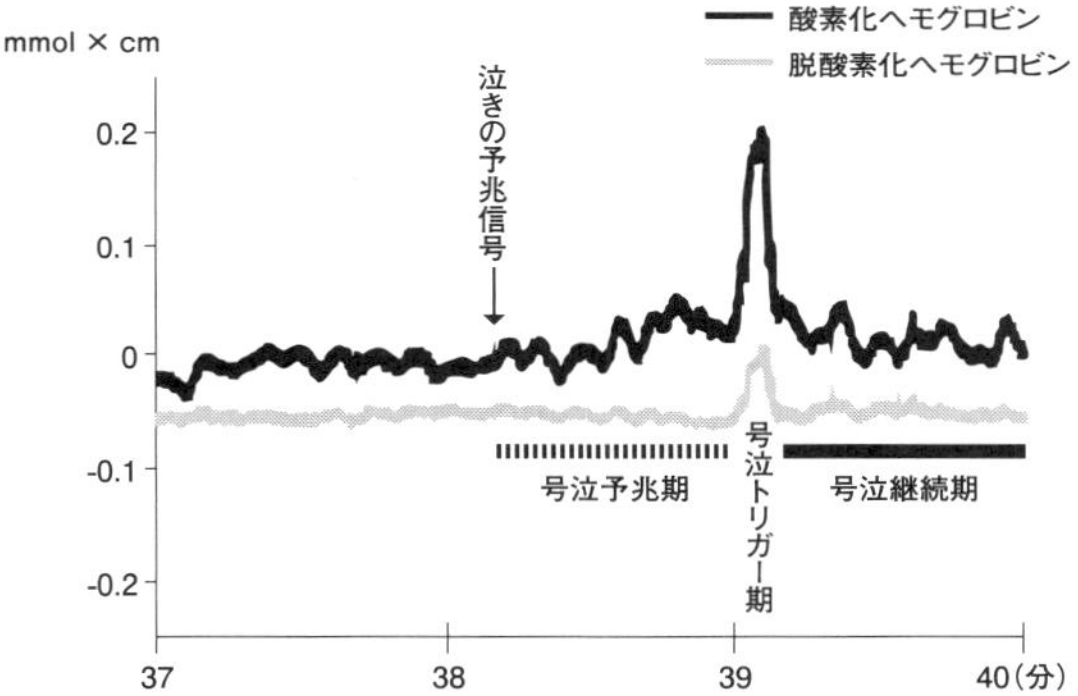

酸素化ヘモグロビン濃度が増えると、それは血流量の増加を示します。

『脳からストレスを消す技術』(サンマーク出版)より作成

つまり、涙を流すためには、前頭前野の血流量を増加させ共感脳の働きを活性化させることが不可欠というわけです。

また、被験者には自分が泣きそうだと思う予兆を感じたら、スイッチを押すように指示しておきます。すると、実際に涙を流す約一分前にスイッチが押されるのです。このとき交感神経は極度の緊張状態にあります。共感脳の活動が高まっている証拠です。

この交感神経の極度の緊張状態が涙を流す引き金となるのですが、このあと実際に号泣することができれば、副交感神経にスイッチが入り、交感神経が緊張している状態から副交感神経が優位な状態へといっきにシフトされるのです。そして、号泣を無理に止めずに、その状態がおさまるまで放っておくと、スッキリとストレスが解消されます。

一方、予兆期があったにもかかわらず、泣けなかったり、途中で泣くことをやめてしまった場合、交感神経が緊張したまま映画やドラマを見終わるということになります。そういう被験者のデータを見ると、前頭前野の血流量は増えることはありません。

さらに被験者には心理テストも受けてもらいました。その結果、泣くことができた人は気分の状態に改善が見られたのに対して、泣けなかった人の場合、感情の混乱が残り、かえってストレスになることもわかっています。つまり、涙が出そうになったときには、がまんせずに自然にまかせて泣かなければ、ストレスになるというわけです。

情動の涙を流すことが免疫機能を上げる

情動の涙を流すことが、ストレス緩和になることは先の実験からも理解できたと思います。それでは、情動の涙を流すことがなぜ免疫力を向上させ、身体的病気を引き起こすストレス経路を抑制することができるのかという問題ですが、これは、涙を流すことが、副交感神経を優位にさせることと関係しているのです。

私たちの体は、起きている間は交感神経が優位に働き、眠ったりリラックス状態にあると

涙を流す前後のPOMS心理テストの結果比較

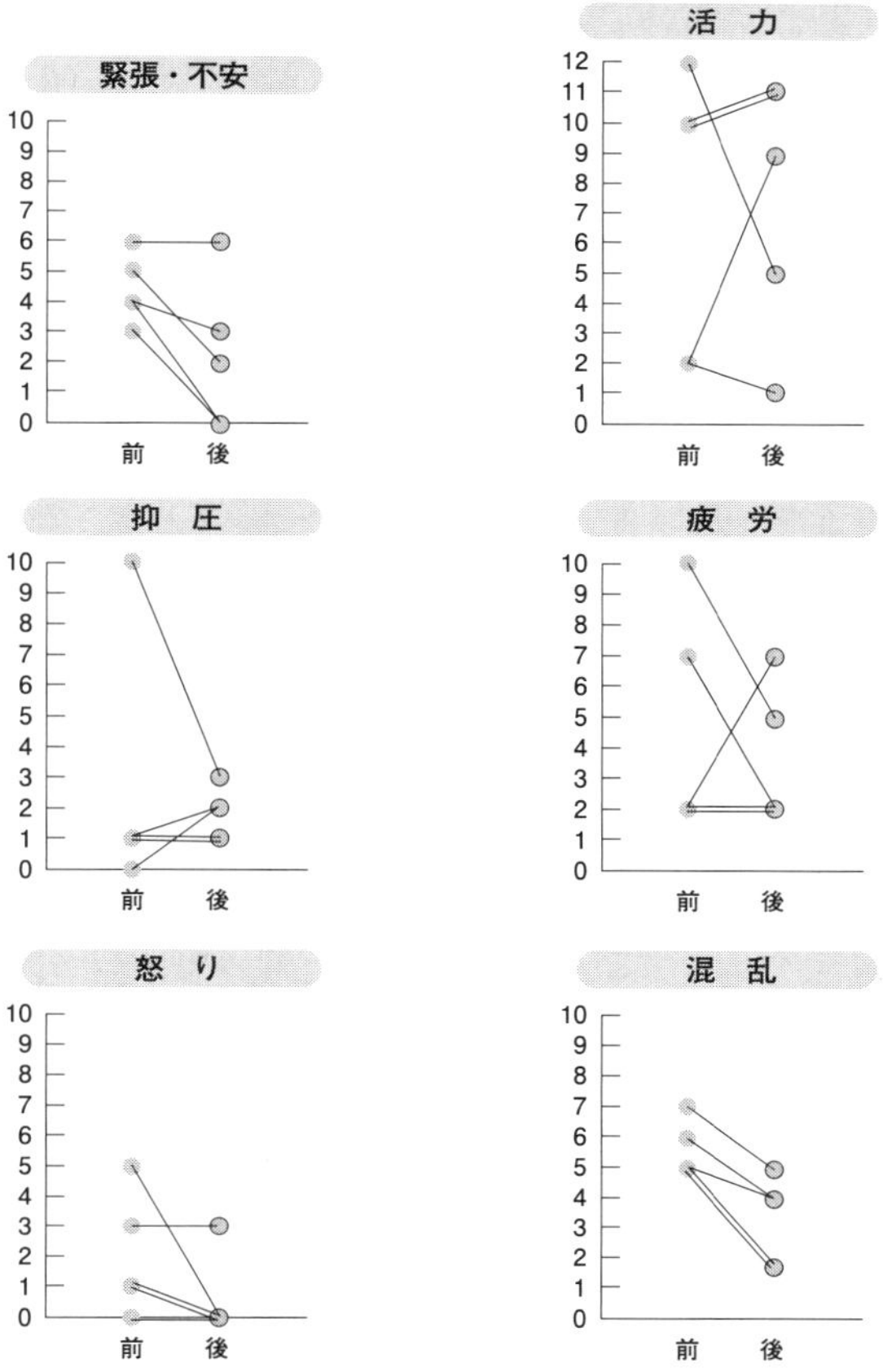

各項目の気分の状態を測る心理テストです。縦軸の数値が高いほど、各項目の感情が強いことを示します。

『脳からストレスを消す技術』（サンマーク出版）より作成

きは副交感神経が優位になります。このふたつの自律神経のバランスが整っていることが健康な状態です。ところが、不規則な生活やさまざまなストレスがかかる現代人は、交感神経の緊張が高まっている状態が続いているため、意識的に副交感神経を優位にさせることが健康な体を維持するためにも重要となってきます。

さらに、副交感神経を優位にすることは、同時にその支配下にある免疫機能を上げることにもつながっていくのです。

つまり、先に説明したように前頭前野の血流が増えて共感脳の働きが活性化されることにより、情動の涙が流れます。すると、緊張していた交感神経優位の状態からスイッチが切り替わり、副交感神経が優位になることで、さらにその支配下にある免疫機能が活性化されるというしくみです。

このようにセロトニン神経の活性化で直接影響を与えることができなかった免疫力は、情動の涙を流すことによって高められ、身体的な病気を防ぐことができるのです。

「週末号泣」のすすめ

私は現代人は男性も女性もたまには思いっきり泣くべきだと思って、「週末号泣」をすすめています。一週間の心の疲れをとるために、「これなら泣ける」というとっておきのビデ

号泣の神経経路（仮説）

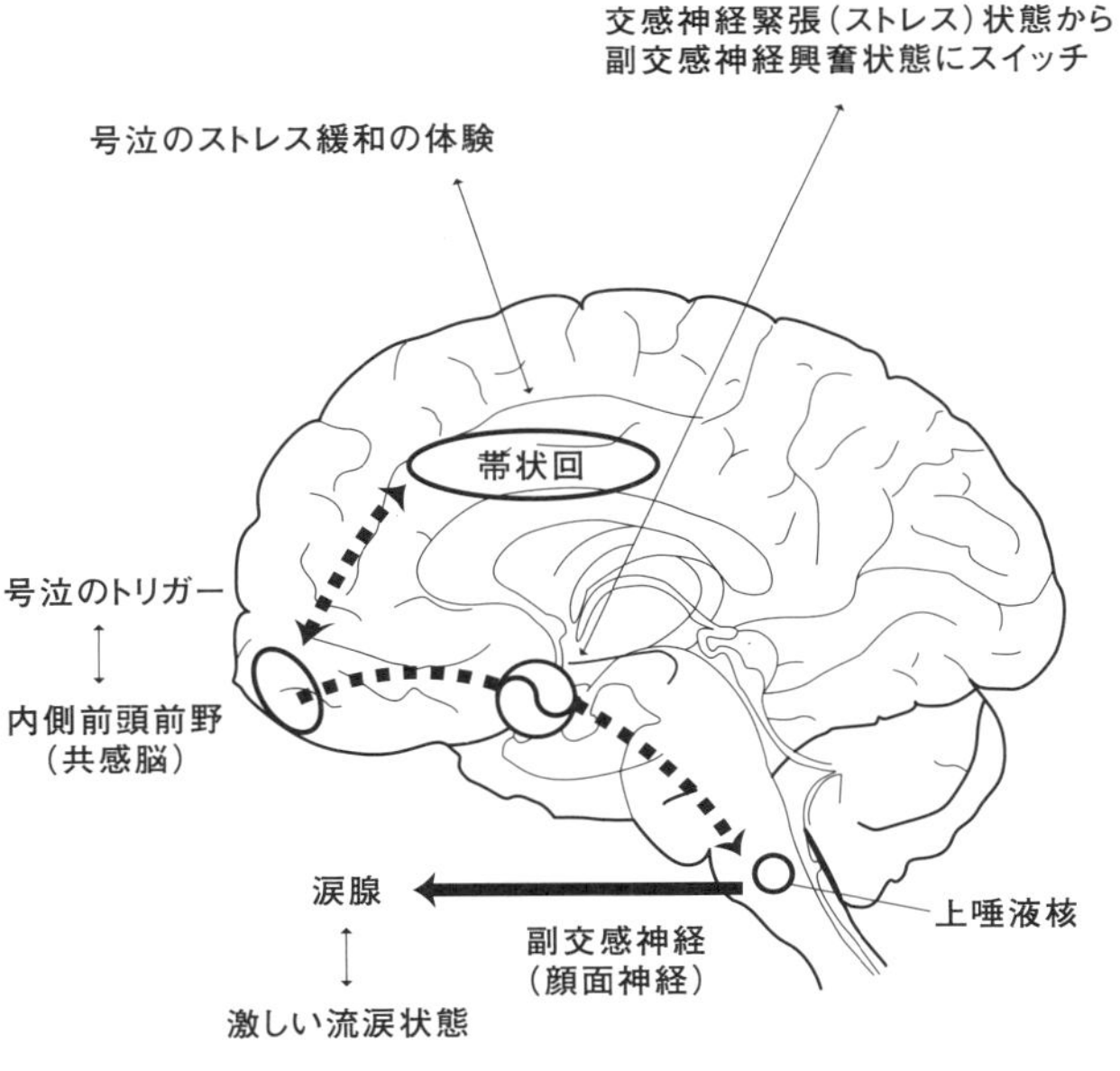

自然に誘発される号泣状態においては、涙が溢れる神経経路として、内側前頭前野の共感脳が起点となって激しく興奮して、脳全体を副交感神経緊張状態にリセットします。それが脳幹の上唾液核に伝達され、激しい流涙を発現させるものと考えられます。この情動体験を発現させる脳領域は途中の帯状回であると推測されますが、今後の検討課題です。

オやＤＶＤを用意しておいて、週末はそれを見て泣くことで、脳のストレスを晴らすのです。私の場合はイタリア映画の『ひまわり』がかなり効くのですが、韓国ドラマでもいいし、辻井伸行さんのピアノコンサートの映像などでもいいでしょう。あなたがこれを見ると泣けるという一本はあなたの脳を健康にしてくれるのです。

「触る」「触れあう」の効果

グルーミングという言葉があります（１０２ページ参照）。動物、とくに猿は互いに背中ののみを取りあい、毛づくろいをしあいます。猿はこの行為に一日の多くの時間を費やしています。グルーミングは、群れで生活するうえで重要な役割を果たしているのです。

人間社会でも、職場の若い人が照れ隠しに「グルーミング、グルーミング」などと言いながら連れ立って飲みにいくのを見かけます。

人間がペットをなでるのも、肩をたたくというのもグルーミングのひとつです。マッサージをしたり、病気の人をさすってあげたり、自分で自分の体をさすることもあります。これらの行為を行ったあとに心理テストを受けてもらうと、緊張がとれ、うつ状態も改善しています。また疲労も、怒りも、そして混乱もとれるのです。このようにグルーミングは、セロトニントレーニングをして脳内のセロトニンが増えることと、その心理効果はまったく同じことがわかったのです。また、実際にセロトニン量を測ってみましたが、一五分から三〇分行うことでセロトニン量が増えていたのです。

これらのことからグルーミングをすることは、私たち人間にとっても、ストレスを解消する癒しであることがわかります。体に触れあうこと、いわゆるスキンシップは確実に安心感につながっているのです。

母子分離をすると赤ん坊のセロトニン量は減る

赤ん坊は母親と別れた状態、母子分離になると完全なストレス状態になります。昔は間違った育児方法があって、生まれるとすぐに赤ん坊と母親を分離していました。しかし、それは子供の心からすると最悪の状態であったことがわかり、現在では母子分離はしなくなりました。実はこの母子分離のときに影響した物質がセロトニンです。アメリカの研究で、母子分離の状態になると、サルの赤ん坊の血中セロトニン量が減っていくことがわかったのです。

赤ん坊と母親というのは、母親のおなかのなかにいるときから胎盤でつながっています。赤ん坊は、おなかから外の世界に出ても母親と離れたくないのです。赤ん坊にとって母親から離れるということは大きなストレスなのです。逆に、抱っこ、おんぶという触れあいの行為は、赤ん坊にとって安心感が得られるものということが、セロトニン量のデータからも結論づけられたというわけです。

母子がべったりと密着しているのは、コミュニケーションのひとつでもあります。つまり、母親の呼吸や心臓の鼓動などを、皮膚を介して赤ん坊は直《じか》に感じる、そういう行為でもあるのです。

その後、赤ん坊は一人で歩けるようになって、一人立ちして、あまりベタベタと密着することはなくなりますが、それでもやはり、触れあいから生まれる安心感の痕跡というのが体のなかには残っているのです。ですから、一緒に手をつないだり、体を触り合うということは、人間が持っている脳のシステムとして、安心につながり、そしてセロトニン神経の活性化につながっているのです。

触れあうだけで脳が変わる！

母子の触れあいで、脳内に変化が起こることは実験でも検証されています。小谷博子さんという研究者が自己の妊娠・出産を契機にグルーミング行為の一種である「ベビーマッサージ」に出会い、その行為が母子に与える影響を調べたのです。そして母子の触れあいが、赤ん坊だけでなく母親にとっても癒しの効果があることを実証しました。

ベビーマッサージを赤ん坊に施している母親の脳波にはα波のパワーが増大して、大脳皮質の活動にリラックス効果が認められました。α波が出るということは大脳の働きがある程度抑えられます。完全に抑えられると眠ってしまうのですが、眠らない状態で抑えられるというのがポイントといえます。覚醒していながら、非常に興奮した状態から落ち着いていくという、大脳にとって非常によい状態へと変化したのです。

また、唾液中の、ストレスホルモンであるコルチゾールが減少し、視床下部・脳下垂体などにストレス緩和の変化を確認しました。さらに、顔面のサーモグラフィー検査では皮膚温度の上昇があり、自律神経のバランスが副交感神経にシフトし、母親の自覚症状としては、気分がリラックスして心地よさを感じたのです。

つまり、母親の大脳の活動、自律神経、コルチゾール量などすべての面において、ストレスが緩和された結果が得られたのです。これらはセロトニン神経の活性化による作用といえます。また、ベビーマッサージを受けた側である赤ん坊についても、母親同様に皮膚温度の上昇から自律神経のバランスが副交感神経側にシフトしていることがわかりました。

私たちが赤ん坊を見ると抱きたくなるのは、人間が本能として自然と求めるものだったのです。抱かれた赤ん坊にとってもよい状態かもしれませんが、抱いた人のストレスも緩和されるわけです。

このように、グルーミングにはする側とされる側の両方に、セロトニン神経を活性化させてセロトニン分泌を増加させ、ストレスを緩和する癒し効果があることが実証されたのです。

無駄話のすすめ——多様なグルーミング方法で出るセロトニン

グルーミングが脳内のセロトニンを増やすのは、前頭前野の共感脳にも関係します。互いの存在を理解し、理屈抜きに共感しあうという関係は脳を健康にするのです。ですから、近所の人や親しい人とちょっと立ち止まっての無駄話はおおいにおすすめなのです。「そんなの何の役に立つ」などと思うかもしれませんが、脳の役に立つのです。おじいちゃん、おばあちゃんのどうでもいい話、奥さんや子供の話を無駄だ、くだらないと思わずに、なんでもいいので、そういう話題にうなずくことから始めてみてください。近所の人にも天候の話などしてちょっと挨拶するだけでいいのです。

また、犬や猫を飼う、ほかの家の犬や猫を触らせてもらう、近所の子供と遊ぶなど、生きているものと実際に触れあうことです。

セロトニンはおおらかにできている

セロトニンが出る行動というのが、じつに、幅広いことにとまどう方もいるかもしれません。三〇分ほどの呼吸法にしても、ヨガでなくては出ない、とか坐禅で頑張らないと出ないということはないのです。日に当たっても出るし、そこらを歩いても出る。孫がおばあちゃんの肩をたたいてあげていれば、おばあちゃんにもたたいている孫にも五分ほどで出てくるのです。

共感しないと幸福感が出ないというけれど、どうしても家族でなくてはいけないということはなく、近所のおばさん相手でもいいし、いきつけのそば屋の親父相手でもいいのです。

私たちの脳はそれほど気難しくできていないのです。

だから、「〇〇でなくてはダメ」だなどと堅苦しく考えず、今日はお日様に当たり、明日は散歩、朝、近所のおばさんと立ち話をして、夜はフラの教室で踊るというのでいいのです。その時に意識して「今、脳の中にセロトニンを出そうとしているんだ」と思うことです。そうでないと散漫で忙しいだけに終わってしまいかねません。意識して脳内に薬を出す、そういう心がまえが大切です。

第7章　タッピングタッチのすごい効果

セロトニン神経を活性化させるタッピングタッチとは

前章までで、セロトニンを活性化させるための触れあいの効果について述べましたが、本章でおすすめするのが本書共著者である心理学者の中川一郎先生が開発した「タッピングタッチ」という驚異の技法なのです。

私がタッピングタッチとセロトニンの関係に興味を持ちはじめたのは中川氏が私の研究室を訪れ、実際にしてもらったことがきっかけでした。ほんの一五分ほどの体験でしたが、深いリラクセーションを得ることができました。そして、これはきっとセロトニンとの関係があると感じ、中川先生との共同研究を始めてみたのです。そして、実際に何十人もの被験者の測定を通して、タッピングタッチによってセロトニンが増えることが明確になっていきました。

タッピングタッチを知るまでの私の研究では、セロトニン神経を活性化させるためにはリズム運動がよく、そのために坐禅の呼吸法やヨガ、それからウォーキングなど、要するにアクティブに何かを行うことの効果はわかっていました。また触れあい、グルーミングも効果があるのはわかっていたのですが、こちらに関しては具体的な方法というものには至っていませんでした。今回のリサーチ結果を通して、人が触れあい、グルーミングをすることによるよい効果が示されたことに加え、タッピングタッチという具体的な方法を検証したことになります。

タッピングタッチはする側にとっては、リズム運動と考えることができます。これには、先に説明しましたように、セロトニン神経が活性化される効果があります。しかし、タッピングタッチを受ける側にとっては、軽く背中を指先で左右交互にリズミカルに触られているという、いわゆる感覚のリズムが与えられているだけなのです。

私はセロトニン神経を活性化させるリズム運動などの前後に心理テストを必ず行ってデータをとっています。そこで、タッピングタッチをした前後にもセロトニン量の計測と同時に心理テストを行ったところ、緊張がとれて、気持ちの落ち込み・ネガティブな感情が改善するという結果を得られました。

つまり、タッピングタッチの施術後には、セロトニン神経を活性化させセロトニン分泌が増え、セロトニン濃度が増加した状態で見られる心理テストの結果の典型的パターンが得られることが実証されたのです。

また、リズム運動の場合は、最低でも五分、しかしできれば三〇分程度は継続するのがいいのですが、年配者や体が弱っている人では、三〇分近い運動なんてとうてい無理な場合が多いのです。タッピングタッチは自分でする方法も含んでいますが、基本は二人でしあうものです。ですから、同じ三〇分でも、するのは半分の一五分です。そのため、タッピングタッチであれば、無理なくセロトニンが増やせることも画期的なことです。

教育の場での解れあいとタッピングタッチの利用

タッピングタッチは個人ではなく他者との具体的な「触れあい」ですが、大変不思議な触れあいの効果をもたらします。

今、教育現場では、教師が子供たちに触れることに関して神経質になっています。特に異性の生徒に対しては、セクシャルハラスメントなどの心配から、触ってはいけないという風潮ができつつあるようです。昔であれば先生と子供たちとの単なるスキンシップだったものが、「いけない行為」として批判を浴びてしまうことになりかねないのです。

しかし、触れあう、ケアしあうことは、人間も含む動物にとって必要不可欠なものです。人間には、言葉による触れあいもありますが、やはり身体的な触れあいや大切にしあう行為によって、安心感や信頼感を共有することができます。その反対に、人格形成上、重要な時期に人との触れあいがない環境は、逆に子供の健全な成長に悪影響を与えかねません。これは、紫外線はよくないから、太陽を決して浴びないように、というのと同じようなことでしょう。自然に触れあうことは、人を含めた動物全てにとって、不可欠なものなのです。

このことに関しても、タッピングタッチはとても有効で、さまざまな学校の現場で利用されてきました。そして、たいへん不思議な触れあいの効果をもたらしています。

例えば、東京の自由学園ではタッピングタッチが取り入れられ、中学と高校の男子生徒を対象に、学園の先生方と一緒にその効果を測定してきました。そのリサーチからは、お互いがタッピングタッチを通して、定期的に触れあい、ケアしあうことで、お互いを思いやったり、理解し合ったりする度合いが高まるような効果が見られています。

同じ触れかたでも、ベタッとしたものだったり、押しつけがましいタッチだったりすると、拒否感や嫌悪感が生まれます。特に、思春期の子供たち、そして関係性や身体的にトラウマを受けている場合、よけいに難しいでしょう。

しかし、タッピングタッチ的な触れかたは、相手を大切にし、ちょうどよい触れかたを見つけながら行います。基本のタッピングというタッチも、指先の腹のところを使って、トントンと軽くたたくだけですから、触れる時間も面積も少ないのです。そのため、抵抗や嫌悪を感じる人は少なく、しばらくしてもらうと、必ずと言っていいほど安心感や信頼感、そして触れられる、ケアされることの心地よさを感じることになります。

教育現場でも、タッピングタッチを取り入れていくと、人間関係がスムーズになり、ケアしあう楽しさを体験し、触れあうことの安心感を育てることができるでしょう。今もう一度、触れあうことの大切さを確認しながら、教育の場でのスキンシップを考えていく必要があると思います。

科学的に洗練された癒しの行為

一般的に誰かから触られると、まず人間ははっとします。そして、どこに誰が触って何をしようとしているのか、危険ではないのか……と脳は全感覚を動員して情報を分析します。この触覚はどういうものかを判断しているのです。それが人間が持っている触覚としての意味ですから、正しい反応なのです。

ところが、タッピングタッチの場合、触ったと思うと離れ、離しては触りという行為が、ただただ繰り返されているものです。要するに、「どこに何が触ったのか」という触覚としての認知・認識がはっきりしないままに、左右交互に触ったり離れたりが延々と続いて、結局、どこをどう触っているのか全然わからない状態が繰り返されているうちに、なんだか癒されてくるわけです。

基本的に触覚は、大脳の体性感覚野という場所で認識しています。これが通常の触覚の経路、大脳の情報処理です。つまり、触ったものが一体何であって、どんなタイプの触り方であって、それがどういう意図かということを、正しく認知・認識するということを、大脳が課せられた仕事として行っているわけです。

例えば、それが危険をはらむ、痛みだったり、触った側に何か意図がある、ということがわかったら、すぐ相手から離れたり触っている手を払いのけるのが一般的な行動です。そのような自分の体に与えられた触刺激をきちんと認識して、それに対して判断をくだして、行動を起こす、これが大脳の働きです。

ところが、タッピングタッチで触られた場合、大脳にはその働きが出ず、大脳の認知的な情報処理ではなくなってしまうのです。タッピングタッチで触られた触覚は、大脳辺縁系に伝わるのです。ここは心に関係している部分です。つまり、大脳の認知ではない識別性のない触覚というものなのです。それは情動性の反応を形成します。ネガティブな気分を改善させ、自律神経をリラックスさせます。

指先の腹のところを使って、左右交互に触れたり離れたり、また背中だと思ったら、だんだんと肩のほうへ向かい、首のほうにやわらかな刺激が動いていく。タッピングタッチはソフトでゆったりと行いますから、大脳辺縁系では危険性は認識されません。もちろん、攻撃や性的な意味も認識されません。

リズミカルにタッチが繰り返されることで、セロトニン神経の活性化が起こり、徐々に緊張がとけ、気持ちがよくなり、疲労もとれていくのです。タッピングタッチは、触れあいのなかでも、非常に特殊化、洗練された癒しの行為だと言えるでしょう。

「生きていてよかった」

タッピングタッチをしてもらうと、気持ちが落ち着き、深い感謝の気持ちが湧いてくることも多いようです。例えば、末期がんなどで苦しい状態にある人が、タッピングタッチで心身が楽になり、思いやりや感謝の気持ちが湧いてくるという報告があります。私も、母の晩年にタッピングタッチをしたことがありました。すると、病床にあって本当に具合の悪い日が続いていた母が、「生きていてよかった」と言ったのです。

人の心を慰めるということは、状況が厳しいほど、言葉ではなかなかできない行為です。ところが、やさしく触れるという行為だけで、人の心に落ち着きや安心感が取り戻されていきます。私は、母との触れあいの時間を通して、そのことを実感しました。

湧いてきてしまう共感の心

タッピングタッチはよく考えられたグルーミングの技法ですから、互いにもできるし、自分で自分に行うこともできます。こんな簡単なことでと思わずに、静かな気持ちで「セロトニンを出すのだ」と思いながらトントンしてみることをおすすめします。

さらにタッピングタッチの不思議なところは、やってあげた相手のセロトニンレベルも上げるし、やってあげている人のセロトニンも上げるということです。そして、互いがたいへん和やかにお互いを思いあう、という共感の場ができるのです。これもセロトニンの効果といえるかもしれません。

「何の技術もない自分でも、誰かの役に立つことができる」と思えるのです。

人を大切にし、自分も大切にしようという生の肯定、生きていることへの共感の思い、それがどんな言葉をかけるより、トントンという静かなタッチで、生まれるのです。

幸福な脳の育て方

実際、人を大切にしたり、人に見返りを求めないような行為は、共感脳にたいへんいいのです。このことは年齢に関係はありませんが、高齢の方にとっても、老後を趣味だけで生きていくよりも、人の為に何かをしてあげるという行為は、相手の為だけでなくて、実は前頭前野の働きを強め、セロトニン神経を活性化させるので、自分の若さと健康にも大いに役立ちます。

次の章から中川氏にバトンタッチして詳しく説明するように、タッピングタッチは、だれでもできるシンプルな技法です。人を大切にし、お互いが元気になっていくことのできる素敵なツールのようなものとも言えるでしょう。この本を通して、その面白さとやり方を知って、誰かのために役立てていく。そういう行為を通して、共感脳が活性化され、幸福な脳が育っていくことと思います。

第8章　体にも、心にも効いてくるタッピングタッチ

枯葉剤による障害児に起こったこと

二〇〇九年の春、私（中川一郎）は、タッピングタッチの紹介と研究をしに、ベトナムのホーチミン市を訪れました。ベトナムは、何十年にもわたる戦争のために、三〇〇万人が殺され、いまだにたくさんのトラウマを抱えている国です。現在も、政治や経済の混乱から、多くの人たちが貧困生活をしいられ、心身ともに苦しい生活をしています。

そのような国に、日本で開発し、これまでたくさんの人たちの体験やサポートで育ってきたタッピングタッチを役立ててもらうことが、この旅の主な目的でした。ＦＦＳＣ（FRIENDS FOR STREET CHILDREN）という、ストリートチルドレンたちの支援をされているＮＧＯのお世話になりながら、いろいろな施設を訪問したのです。その中でも、日本人医師もかかわった分離手術を受けたベトちゃんとドクちゃんでよく知られている、ツーズー産婦人科病院の出来事から話を始めたいと思います。

ツーズー病院では、車椅子のドクさんが「平和の村」へ案内してくれました。「平和の村」とは、奇形や障害をもって生まれた子供たちが治療やケアを受けている病棟のことです。

そこには、目を背けたくなるような障害をもった子供たちがたくさんいました。頭が腫れあがり、目が飛び出したような子供。体全体がひどい皮膚炎で、かさかさに黒ずみ、掻《か》かないようにプラスチックの椅子に後ろ手にくくられたままの子供。手の指が何本かなく、カニのはさみのような手になっている子。体が硬直して、反《そ》りかえるような格好で床に転がっている子。

ベトナム戦争やそのあとの対カンボジア戦争が終わって、もう三〇年にもなります。でも、アメリカが大量にまいた枯葉剤とその中に混じっていた地上最強の毒性があるといわれるダイオキシンによって、一〇〇万人以上の人たちが被害を受け、苦しみました。そして、継世代毒性によって、現在も奇形や障害をもった子供が生まれ続けているのです。

私は、ある程度覚悟はしていたものの、写真や映像でなく、やはり実際にそのような病気や苦しみをもって生きている子供たちをまのあたりにして、動揺しました。私のような者が突然こんなところへ入り込んでしまってよかったのだろうか……。

しばらくして、一緒に行っていたボランティアが赤ちゃんの手足をさすっているのに気がつきました。赤ちゃんといっても、本当は二歳くらいでしょうか？　障害による発育不全によって、ずいぶん幼く見えます。

その子の体は硬く、腕は、ちょうどボクシングのように、胸の前で構えた格好で、手は強く握られています。鼻へは、酸素を送るチューブが入っていて、それを無造作に顔にテープで留められています。片足は、タオルのようなもので、ベッドにくくり付けられています。しばらくさすっていたボランティアの一人が、「かわいそうに、固く握った手も体も緩まないんです」と状況を教えてくれました。

タッピングタッチを試してみることにした私は、その小さな体に、ゆっくりとタッピングタッチをしていきました。すると驚いたことに、すぐに腕のこわばりが緩み、固く握りしめられていた手が開き始めました。そして時おり、笑顔を浮かべたり、嬉しそうな表情を見せたりしながら、私に向かって手を伸ばし始めたのです。

この病院を訪れる人は、子供たちのあまりにひどい奇形や障害をまのあたりにして、いたたまれない気持ちや無力感に襲われることが多いのです。でも、その時の私は、まったく反対でした。柔らかくなり、抱っこしてほしいかのように腕を伸ばしてくる子供に対して、親しみと愛情が湧いて来ました。彼の足がベッドにくくり付けられているのも忘れて、抱き上げたくなるような衝動にかられてしまったほどです。

しばらくして、その子はボランティアに任せて、その隣に寝かされている子供のほうにもタッピングタッチをしてみることにしました。この子は、体が右によじれ、腕と手は折れ曲がったような格好で硬直しています。一見しただけで、先ほどの子供より数倍重症で、間歇《かんけつ》的に声をひねり出すように泣いている姿を見ると、いたたまれなくなります。

私は、先ほどの子供と同じように、心を込めて、やさしくタッピングタッチをしていきました。でも、何の変化もなく、その子は、体も首もねじれたまま、苦しそうに泣き声をあげ続けています。棒のように硬直した足は、突き上がったような格好です。

何も起こらないまま、彼の苦しみが続いたまま、時間が過ぎていきました。一〇分くらいだったかもしれませんが、私にとってはとても長くつらい時間でした。私は、自分とはなんの関係もない戦争によって、生まれたときからひとり苦しんでいる子供に触れることを通して、その痛みや苦しみを深く感じていました。

タッピングタッチは、中医学の気功のように、気（生命エネルギー）を変化させるようなものではありませんから、相手の痛みや病気が施術者に伝わってくるようなことはありません。でも、日本は、ベトナム戦争時の「ベトナム特需」による膨大な利益によって、戦後の復興から成長への変化をなしとげた国です。私は、その戦争による利益の恩恵を受け、奇跡的だといわれた高度経済成長時代に、何でも手に入る生活の中で育ちました。その時の戦争と残虐な行為によって、今、この時においても苦しみ続けている子供がいるという現実をまのあたりにすることは、私にとってとても厳しいものでした。今ここで触れている子供が、逃げようもない苦しみや痛みの中に生きていることの現実が、私のなかの痛みとなり、涙となってとめどなく流れ出していたのです。

そうしている間に私は、無意識に、彼の固く握っていた手を包むように触れ始めていました。すると、ふっと泣き声が止まったのです。それまで、彼は苦しさのあまりにか、世界の何にも興味を示さず、自分の世界に閉じこもったまま間歇的に泣き声をあげているばかりでした。でも、彼の握りこぶしをゆっくりと左右交互にタッチし始めたとき、まるでそれまでの苦しさが消えたかのように泣きやんでいったのです。

そして、先ほどの子供のように、徐々に手足のこわばりが緩んでいきました。当初は強く硬直していた手足は、とても緩みそうにもありませんでしたから、驚きました。二〇～三〇分ほどのタッピングタッチで、この子供の体は柔らかくなり、手足が伸びてリラックスしていったのです。

横で見ていたボランティアも、「気持ちよさそうな目になってる！」と何度も驚きの声をあげました。手が緩み、体が動き始めると同時に、彼は「誰が触れているんだろう」と言わんばかりに、目をきょろきょろと動かし始めていたのです。首も硬直して頭が横を向いたままですから、横目で見るような感じですが、私が顔を近づけると、私をちゃんと見ているのです。

この様子は一部始終ビデオに残りましたから、帰国後、専門家にも見せる機会がありました。このような重度の障害があり、それも遺伝子や神経生理のレベルでダメージを受けているような場合、このような変化はまず起こり得ないということでした。

ぼちぼち終わろうとするころ、隣では、先ほどの子供が、ボランティアの女性に続けてタッピングタッチをしてもらっていました。その子はますます動きが活発になり、まるで健康な子供がお母さんにあやしてもらっているように、楽しげにふるまっています。ボランティアも、初めて会った子供、それも障害で体が固まっていた子供を、まるでわが子のように愛情いっぱいであやしている姿がとても美しく、印象的でした。

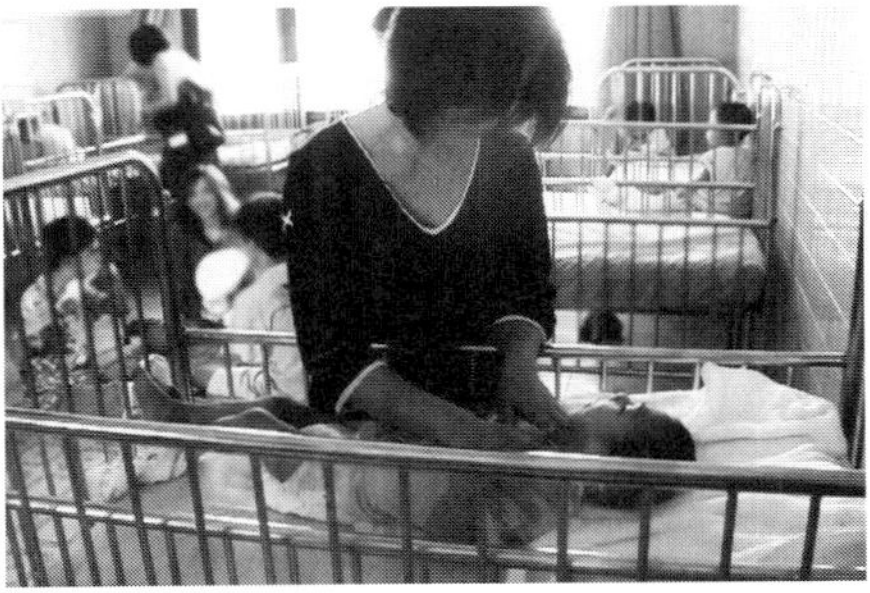

ベトナムのツーズー病院でのタッピングタッチの様子。

和らいだ全身から伝わってくるもの、それはこの子たちが、もう一度、人との関係に信頼をおいて、元気になろう、生きていこうとする意欲のように感じました。触れられることで柔らかくなり、心地よさそうに動き始める子供たちをまのあたりにして、命の素晴らしさと人の癒す力、そして優しくケアしあう人の美しさに感動させられました。

私は、この子供たちを通して、深い痛みや悲しみを感じました。と同時に、希望や喜びも与えてもらったことに、心から感謝しています。ベトナムでも、日本でも、世界でもたくさんの子供たちが、さまざまな障害や病気で苦しんでいますが、定期的にタッピングタッチがケアの一部として取り入れられていけば、少しでも楽になり、生きる力を取り戻していく子供たちが増えるのではないかと思っています。人々が、自分の手と優しさでできることとして、希望を感じるのです。

タッピングタッチとは？

この本でタッピングタッチを紹介するにあたって、思い切ってベトナムでの出来事を先に書いてみることにしました。読者のみなさんはどのような印象をもたれたでしょうか？

タッピングタッチはとてもシンプルなもので、保育園の子供でもしあうことができます。技法としては本当に簡単なのです。そのうえ、「ネコの足ふみ」や「ゾウの鼻」など、タッチの仕方に楽しい名前まで付いているので、子供たちにもとても人気があります。ですから表面的に理解すれば、どこにでもある遊びのようなもの、または軽いマッサージのようなものに思えるかもしれません。

でも、その技法を通してケアしあうとき、人が思いやりの心を取り戻したり、痛みや苦しみが和らいだり、先ほど紹介したベトナムの子供のような変化まで起こることがあるのです。もちろん病気や障害をもった人だけに有効なのではありません。健康な人たちがしあうことで、よりよい関係になったり、楽しみを分かち合ったりすることができます。私は、そんな技法の楽しさと奥深さを知ってもらいたくて、ベトナムの子供の話で始めることにしました。

さてそんなタッピングタッチとは、具体的にはどんなものでしょうか?

タッピングタッチとは、ゆったりとしたペースで、左右交互にやさしくタッチすることを基本としたシンプルなケアの技法です。とてもシンプルな技法でありながら、やさしく触れることで、不安や緊張がほぐれ、心身ともにとても楽になります。人が本来の落ち着きを取り戻し、お互いへの信頼感や優しさが高まるような効果が見られます。

タッピングタッチは、ケアしあうことを基本としています。ですから基本型は、二人で同じ方向を向いて座り、交替でやさしく、のんびりとタッチしていきます。違和感なく、どこでも誰とでもしあえるように工夫されているので、気軽にしあうことができます。背中へのタッチを中心に行うのですが、不思議に抵抗感は少なく、してもらうととても心地よい体験になります。

他に、バリエーションとして、「セルフタッピング」と「ケアタッピング」があります。

セルフタッピングは、自分をケアする形で、一緒にする人がいないときやセルフケアとして役立ちます。不安、緊張、ストレスなどでつらいときや、夜眠りにくいときにもとても効果的です。自分の手でする優しいケアの形ですから、アルコールや薬への依存の軽減にもつながります。

ケアタッピングは、もうひとつのバリエーションで、看護や介護での利用から生まれました。横になることによるリラクセーション効果が加わって、とても深く癒されます。健康な人にもよい効果がありますが、病気などでケアされる必要がある人にとても喜ばれます。とても深いリラクセーションと、大切にしてもらったという充実感を味わうことができます。

タッピングタッチには、幾つかのタッチの仕方があります。まず、指先の腹のところを使って軽く弾ませるようにやさしくたたく「タッピング」。手を軽く丸めて、ネコが足ふみをするようにする「ネコの足ふみ」。腕をぶらさげ、手の甲を軽くあてるようにする「ゾウの鼻」。そして、手のひら全体でやさしく触れる「ソフトタッチ」などがあります。

タッチの速さは、左右交互に均等に、ゆったりとしたペースでするのが基本です。唱歌やわらべ唄のような、ゆったりとしたリズムで行ってみてください。「海」や「赤とんぼ」などは、若い人もご存知でしょう。はじめは何だか頼りないような、ゆっくりすぎるような感じがするかもしれません。でも、気持ちよいところをたずねながら、背中、腰、肩、首、頭などに軽くのんびりと一五分ほど続けていると、心身の緊張がほぐれ、安心や信頼感などの高まりを感じることができます。

タッピングタッチは、子供や障害のある人でもできるうえ、専門的な利用が可能なため、心理、教育、医療、看護、介護など、さまざまな分野での利用が広がっています。簡単な技法でありながら、「不安や緊張が軽減する」、「肯定的感情が高まる」、「信頼が深まる」などの効果があり、対人援助においてとても役立ちます。バリエーションのセルフタッピングとケアタッピングによって幅広い応用も可能です。

開発の背景

タッピングタッチの開発の背景には、私の米国での体験があります。私は、一九歳で渡米し、カリフォルニア大学バークレイ校（U.C. Berkeley）を卒業した後、一九九〇年にニューヨークのローチェスター大学で臨床心理学博士号を取得しました。その後、地域の精神保健センター、総合病院の精神科リハビリテーション部門、薬物依存に関する治療施設など、さまざまな場において治療や運営に携わりました。

私の臨床経験と二〇年以上にわたる米国での生活を通して見えてきたものは、「いくら理論や学問が発達しても、いくらたくさん治療者や施設を増やしても、病気は減らない」ということでした。ご存知のように、アメリカは医療的にも先進国で高度な治療技術や施設が整っています。心理的な治療やサポートに関しても、長年の研修やトレーニングを受けたベテランのカウンセラーやセラピストがたくさんいます。にもかかわらず、がんや心臓病などを筆頭にさまざまな病気にかかる人が後をたたないのです。そして、心理的な病気に関しては、子供を含む多くの人たちが睡眠薬や抗うつ剤をもらって生活している状態です。

このような社会的状況や病理をまのあたりにして、悩みや病気を治してくれる治療者や薬に頼る形ではなく、一般の人たちが自分たちの力で健康な生活を送れるようにサポートすることこそ大切だと考えるようになったのです。そして、実証された治癒的要素を応用して、よい効果があり副作用のないシンプルな手法は創れないかと考えました。

「効果があり」「誰でもでき」「副作用がない」ものを創ろうとしましたから、相当な時間と試行錯誤を必要としました。はじめは、中国の気功を取り入れたものも試しましたが、効果は強いながらも副作用の可能性が少なからずあったため、さらに開発を進めました。そして、試行錯誤と多くの人の経験やフィードバックを活かしながら、有効な治癒的要素を統合することで生まれたのがタッピングタッチなのです。

五つの治癒的要素

タッピングタッチ開発には、次のような点を考慮しました。①治癒的効果があり、副作用がない、②シンプルで誰でもできる、③親しみがあり、違和感がない、④高度な技術やトレーニングを必要としない、⑤お金がかからず、器具など物を必要としない、⑥一般的な利用に加えて、専門的な利用も可能、⑦広がりがあり、コミュニティと地球全体の健康促進に貢献できる。そして、現在のタッピングタッチは、このような特性を兼ね備えていると思います。

また、タッピングタッチは、リサーチや実践を通して治癒的効果が立証されているものを統合することで開発したものですが、現在では、次のような治癒的要素が統合的な働きをしていると考えています。それらを簡単に説明してみます。

①「タッチ・触れあい」

タッチ、触れることは、不安の軽減、免疫機能の向上、生活機能の改善、心身の健康や満足感が高まる、などの効果があることが学術的にも知られています。このため、欧米では触れることの効用が認められ、医療的な行為としても使われています。日本でも、もともと「手当て」は、文字どおり医療の基本でした。そして本書の共著者である有田先生が説明されたように、触れあうということは、人間を含めてすべての生き物にとって必要不可欠のものです。触れられることなく、孤独に育てられたサルの実験や虐待・ネグレクトされた子供たちの心身の問題からも、その必要性と効用は明らかです。

②「左右交互の刺激」

左右交互に刺激を与えることによる治癒的効果は、シャピロ博士の開発されたＥＭＤＲ（眼球運動による脱感作と再処理）の治癒原理からヒントを得たものです。ＥＭＤＲは、トラウマなどの治療の効果が高いため、世界的な利用が広がっている心理療法です。この治療法は、充分なトレーニングがないと心理的な問題や副作用を起こすため、心のケアの専門家しか使えません。しかし、その治癒的原理である「左右交互の刺激」をタッチや他の要素と統合することで、副作用のない、自然なケアの手法が生まれたと考えています。

③「ゆったりとしたリズム」

よく観察していくと、タッピングタッチには、「触れる」、「軽くたたく」、「左右にゆする」など、子供をあやすときの動作が多く含まれています。そして、子供をあやすときの動作はゆっくりで、「ゆったりとしたリズム」を含んでいます。また、物理学には、自然界すべてに存在するといわれている「１／ｆゆらぎ」という概念があります。これは、自然界のリズムは、時計のように均等に刻まれるのではなく、波や風のようにゆらぎながら、そのリズムも含めて、緩やかに変化しているというものです。人がタッピングタッチをしているのを観察していると、そこにはまさに「ゆらぎ」があることがわかります。

このような観察や体験から、タッピングタッチは「左右交互の刺激」というよりも、「左右交互のリズム」というほうが正しいと感じています。そして、タッピングタッチのリズムはとてもゆっくりです。先に書きましたように、唱歌やわらべ唄のような、ゆったりとしたゆらぎのあるリズムがちょうどよいようです。これは偶然でなく、このくらいの速さのなかに癒しの要素があるからでしょう。昔の子供や大人たちは、わらべ唄を歌いながら遊び、癒し合っていたのだと思います。

④「コミュニケーション」

カウンセリングでは、傾聴というものが基本にされていますが、話したり聞いてもらったりすることで、人は元気を取り戻すことができます。タッピングタッチをすると、たいていの場合、話したくなり、話すことが心地よく感じます。災害などでうちひしがれて言葉が出なくなっているような場合でも、少しずつ話ができるようになることが多いのです。これには、不安や緊張が軽減するセロトニン効果も一役買っているのだろうと思われます。

また、タッピングタッチは、身体的なコミュニケーションでもあるので、言葉を必要としないという利点もあります。タッチとリズムによって、そこには必ず非言語的なコミュニケーションが起こります。そして、してもらっているうちに、心身の緊張がほぐれ、心が開くことで、周りへのコミュニケーションが自然に起こっていくのです。先に述べたベトナムの子供が、きょろきょろとこちらを見はじめたのは、タッチを通して、彼が私とのつながりを感じ始めた、すなわちコミュニケーションが始まったと言えないでしょうか。

⑤「経絡と経穴（ツボ）への刺激」

「経絡と経穴（ツボ）への刺激」も治癒的要素の一つです。数千年の歴史をもつ東洋医学では、経絡や経穴へ刺激を与え、気の流れなどを正常にすることによって、健康を促進します。タッピングタッチでは、特定の経絡や経穴を刺激するようなことはしませんが、タッピングの軽い刺激によって相乗効果が得られます。

ＴＦＴ（Thought Field Therapy）と呼ばれる心理療法がありますが、体の特定のポイントをタッピングし、体のエネルギーを刺激することによって、思考によるエネルギーのパターンを変化させようとするものです。タッピングタッチとは、基本的な概念も技法的にもまったく違うものですが、タッピングするポイントの重なりはあるようです。最近は両方の技法を習得したカウンセラーが増えているようですが、興味深い重なりだと思っています。

グルーミング、ケアしあうこと

ここまで読まれて、タッピングタッチは、いろいろなものを組み合わせて作られた「無機的」なものに感じられたかもしれません。しかし、実際は、理論やリサーチ結果をもとに人為的に作られたものが、多くの人たちの体験やフィードバックによって徐々に変化していき、「有機的で自然なもの」が生まれたという感じなのです。

例えば、タッピングタッチは、子供をあやす動作に似ています。先ほど述べましたように、あやす行為の中の、触れる、揺らす、トントンと軽くたたく、などはすべてタッピングタッチにも含まれています。人の肩にしているところを見ると、軽い肩たたきのようにも見えます。

そのゆったりとしたリズムは、ゆったりとした心拍や歩く速さに近いものがあります。アフリカのドラム（ジャンベ）に、「ハートビート」と呼ばれる、母なる大地の鼓動を思わせるようなたたき方がありますが、そのリズム感にも似ています。

そして、「有機的で自然なもの」としてもう一つ大切なことは「グルーミング」です。日本語では「毛づくろい」とも言われていますが、タッピングタッチは、類人猿が毎日欠かさずにするグルーミングと同じようなものだということが、徐々にわかっていきました。

このことに気づき始めたころ、「これって、サルがグルーミングしあっているみたいだね」とみんなで笑っていました。しかし、類人猿に関する研究を紐解いてみると、グルーミングは生理的なケアだけでなく、不安や緊張をほぐし、過剰な攻撃性を緩和する働きがあることがわかりました。そして、DNA的にほぼ同じ人間にとっても、グルーミング（お互いをケアするという行為）が心身の健康、そして社会的にも重要であることに気がついていったのです。

仕事がら、セミナーや講座などでたくさんの人と会うことが多いのですが、知らない者同士が集まると、みんな緊張気味で会話もあまりなく、その場の空気がとても硬いことが多いのです。現代の生活はストレスが高く、「孤独」「淋しさ」「怖さ」「悲しさ」「息苦しさ」などを感じることも多いでしょう。

でも、タッピングタッチでケアしあってもらうと、たいていは、みなさん笑顔になられます。ほんとうに心地よく、ほぼ誰もがリラックスし、優しくなります。タッピングタッチのリズムとタッチの効果によって、人が本来の自然な状態に戻るような感じなのです。

体験した人からは、「ほっとした」「安心して、居心地がよい」「話しやすくなって、楽しい」「相手をいとおしく感じる」「帰ったら家族にしてあげたくなった」などのような感想をよく聞きます。

周りの人たちへの安心や信頼感が感じられ、自然と和やかな感じになります。その場にいると一目瞭然です。お互いゆったりと触れあうだけなのですが、本来の優しさ、思いやり、素直さ、信頼、楽しさ、といったような、誰もがよいと感じる感情や関係性が自然に湧き出てくるような感じなのです。

このような体験から、人間（ヒト）はグルーミングしあっていないために、不安だったり、孤独だったり、攻撃的だったりするのではないか、そして、その反対に、人間が再びグルーミング（ケアしあうこと）をし始めたら、もっと豊かに、仲よく生活できるのではないか、と思うようになりました。

そして、「ヒトはグルーミングを忘れてしまった霊長類である」という仮説に行き着きました。私たち人間は、遺伝子的にも進化的にもチンパンジーなどにとても近いのですが、ケアしあわなくなっていることで、不安や緊張が強くなり、孤独感や攻撃性を緩和できないのではないか。お互いを大切にできず、憎しみあったり、敵対したり、殺しあいや戦争までしてしまうのではないか、と考えるのです（詳しくは、拙著『タッピングタッチ』〈朱鷺書房〉を参照してください）。

ヒトは、触れあったり、お互いを大切にケアしあうとき、楽しく、優しく、落ちついた状態に戻ります。私は、いつもそこに人の本来の素晴らしさ、そして希望を感じています。現代は、人間同士の争いや苦しみのたえない社会が広がっていますが、その奥に力強くある、人の善なる本質や命のすばらしさを強く感じるのです。

触れあいとタッピングタッチ

私の専門は、臨床心理学です。カウンセリングや心理療法の修得に加えて、ボディワークのような体を通したケアのあり方なども たくさん学んできました。心をケアしたり、セルフケアのあり方を教えたりすることも多かったのですが、触れることやケアしあうことの本当の大切さには気がついていませんでした。学術的にも指摘されていませんでしたし、特に日本では社会的にも無いのが当たり前なので、実際気がつかなかったのです。

しかし、「タッピングタッチ」というケアの技法の開発と実践を通して、「触れあう」とか「ケアしあう」ということがとても大切でありながら、私たちの生活から抜け落ちていることに気づいていきました。そして、タッピングタッチでお互いをケアすることで、人が優しさや思いやりの気持ちを取り戻していく、そんな素敵な変化が常に起こるにつけ、人がケアしあうことを生活に取り戻していくことの重要さを実感しています。

つい最近、ある学校のＰＴＡの企画で、タッピングタッチの講演をさせてもらいました。参加者からの感想がとても参考になるのでいくつか書き出してみます。

「とてもゆったりした時間を過ごすことができました。ふだんとても忙しく働いて心に余裕がないのですが、たった一五分で心を溶かすことのできるタッピングタッチはとてもいいと感じました」

「とてもリラックスできた講演会でした。なぜか終わる頃には、みなさん、とても和やかな気持ちになっていました。大人も子供も、いろんなストレスの中で生活しています。タッピングタッチをすることで、お互いに優しい気持ちになれたような気がしました。家に帰ってぜひ家族にもやってあげたくなりました」

「ゆったりと優しい時間、人といることが嬉しくなるような気持ちで一杯になりました。人の手って本当に温かく優しいんですね。どれだけ相手のことを思っても、時間に追われて表現できなかったりします。相手を思うことの中に、ゆったりとした時間の流れの中で相手のことを慈しみ、愛おしく思うことの大切さを思い出すことができました」

まだまだたくさんの感想があるのですが、共通した体験としては、触れあい、ケアしあうことで、お互いへの優しさを取り戻し、ゆっくりとした時間を共有することの大切さを実感されていることです。神経生理的には、セロトニン神経や共感脳の活性化にも関連がありそうですが、やはり人がお互いを大切にしたり触れあったりすることで、本来の優しさや思いやりの心を取り戻すのだろうと思うのです。

効果リストとセロトニン測定結果

ここで、タッピングタッチの効果や効用をリストにしておきたいと思います。このリストは、タッピングタッチを経験した多くの人たちの体験や感想、ケアの専門分野での利用と効果、そして、心理テストや神経生理測定などを使った研究結果などを基にしています。

精神的効果
○不安や緊張感が減り、リラックスする
○肯定的感情（楽しい、心地よい、気が楽になるなど）が増える
○否定的感情（いらだたしい、深刻、寂しい、自責の念など）が減る
○こだわりがほぐれ、積極的またはプラス思考になる
○とても大切にされた、いたわってもらった感じがする
○幼い頃のことなどを思い出し、穏やかな気分になる

身体的効果
○体の緊張がほぐれて、リフレッシュする

○体の疲れや痛みが軽減する
○身体的ストレス症状（肩や首のこり、緊張、ストレス感など）が減る
○体が温かくなり、鈍っていた体が動き始める（深い呼吸など）
○麻痺していた身体感覚が正常になる
○副交感神経が活発になる傾向が見られる
○脳のα波とセロトニンが増加する

人間関係において
○場が和やかになり、交流が深まる
○親しみがわき、安心や信頼感を感じる
○話しやすくなる・話したくなる
○家族でのスキンシップや会話が増える
○自立した関係でお互いがサポートしあえる

この効果のリストの項目は、第3章にリストアップされたセロトニンの効果と重なることに気付かれたでしょうか？　第3章の「痛みに耐えられる」「明るく元気でおだやかにな

血中セロトニン濃度測定結果

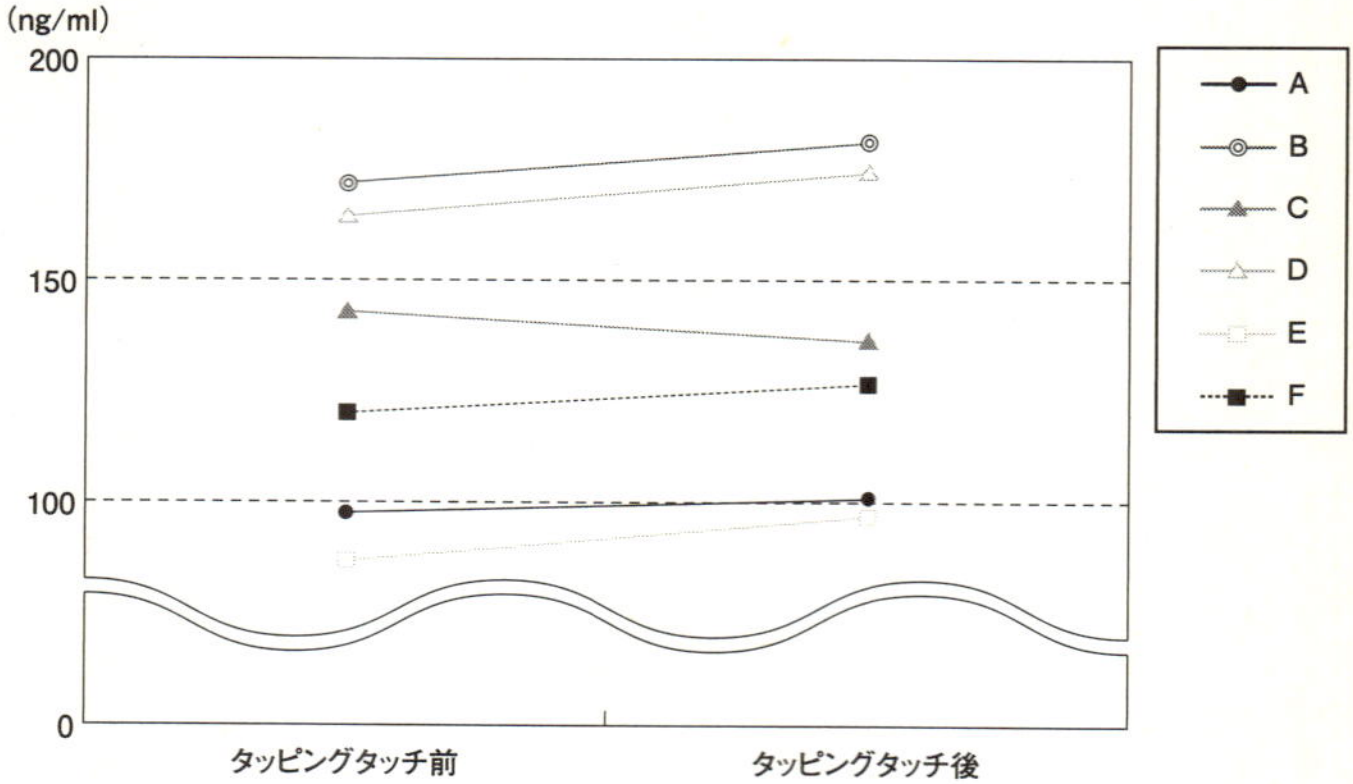

名前	血中セロトニン濃度（ng/ml）		受けと行いの順	性別	増減
	TP前	TP後			
A	97.650	100.812	受け→行い	男	↑
B	172.206	181.41	受け→行い	女	↑
C	143.124	136.458	受け→行い	女	↓
D	164.628	174.948	行い→受け	男	↑
E	86.634	96.762	行い→受け	男	↑
F	120.318	126.954	行い→受け	女	↑

TP＝タッピングタッチ

タッピングタッチを男女６人が交互にを行い、その前後で血中セロトニン濃度を測定しました。タッピングタッチ後は６人中５人の血中セロトニン濃度が上がりました。

る」「気分がさっと切り替わる」などは、このリストの「体の疲れや痛みが軽減する」「肯定的感情が増える」「こだわりがほぐれ、積極的またはプラス思考になる」などとほぼ同じです。タッピングタッチの効果が全てセロトニンの変化で説明できるわけではないにせよ、その関係の深さがうかがわれます。

セロトニンには、うつ的症状、不安、痛みなどの軽減効果があるため、医療現場では、ＳＳＲＩ（選択的セロトニン再取り込み阻害薬）などが頻繁に使われています。タッピングタッチをした時にも同じような効果が見られるため、このリストに見られるような有益な効果は、セロトニンの変化が関与していると考えられるのです。

また、有田先生との共同研究では、タッピングタッチによってセロトニンやα波が増加することがわかってきました。前ページの表とグラフは、私たちの研究結果の部分的なデータですが、タッピングタッチによってセロトニンが増加していることがわかります。これは被験者にタッピングタッチを一五分ずつ行ってもらい、採血することで、タッピングタッチ前後のセロトニン濃度の変化を調べたものです。この研究結果は、統計的にも有意な変化であり、タッピングタッチによるセロトニン神経への働きかけを示唆《しさ》するため、近く学会で発表することになっています。

希望と尊厳を取り戻すケア

ここからは、いくつかの事例を通して、タッピングタッチの利用のあり方や効果を説明していきたいと思います。

まずは、緩和ケア病棟でケアされていた七五歳の女性Aさんに起こったことです。五年ほど前に盲腸がんの手術を受け、それから四年後、転移が見られたため再手術も受けられていました。

私は、タッピングタッチのリサーチを兼ねて病院のインターンをしていましたので、医療チームとの相談のうえ、通常の治療にプラスしてタッピングタッチを試してみることになりました。

タッピングタッチをする前に、VAS（主観的感覚尺度）というアセスメント（評価）を使って彼女の状態を測定しました。これは、痛みや身体感覚など、主観的にしかわからないものを測るために使われる尺度で、医療や臨床における測定や研究によく使われるものです。タッピングタッチのリサーチには、「痛み」「不安感」「落ち込み」「緊張感」「罪悪感」「ストレス」を指標として使っています。数値としては、それぞれの項目に対して、最低の程度を〇、最高の程度を一〇として、その時の体感を主観的に測定してもらいます。

Aさんのタッピングタッチによる変化（VAS）

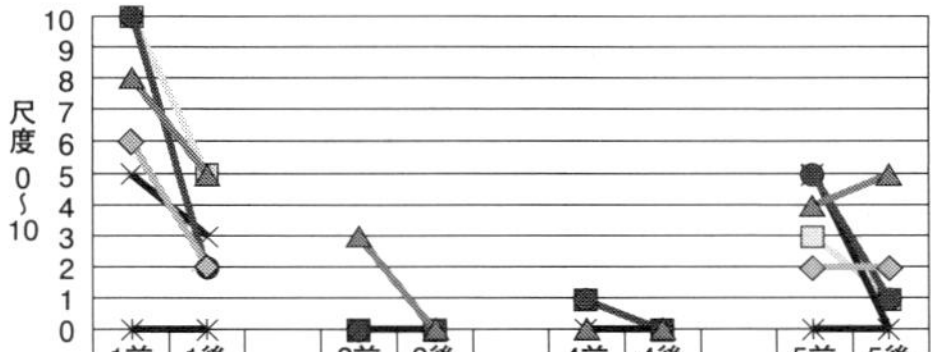

	1前	1後	2前	2後	4前	4後	5前	5後
痛み	6	2	0	0	1	0	2	2
不安感	10	5	0	0	1	0	3	1
落ち込み	8	5	3	0	0	0	4	5
緊張感	5	3	0	0	1	0	5	0
罪悪感	0	0	0	0	0	0	0	0
ストレス	10	2	0	0	1	0	5	1

２回目、４回目ではタッピングタッチ後に、すべての項目が０になりました。

Aさんの場合、タッピングタッチをする前の値は、不安感とストレスは最高値の一〇、落ち込みは八、痛みは六、緊張感は五、罪悪感は〇という結果でした（上のグラフを参照）。他の症状としては、下痢が止まらない、吐き気があり食事がとれない、体の痛みが強く仰向けに寝ることができない、などがありました。とにかく、気丈でがんばり屋さんの彼女も、心身ともに最悪の状態だったのです。

ときどき話をしながら三〇分ほどタッピングタッチをしました。Aさんは、相当つらかったにもかかわらず、ベッドの上に正座をしながら受けられました。そして、終わってすぐに変化が見られ、大きな笑顔がありました。それは、VASのアセスメントにも明らかでした。

不安感が一〇から五、ストレスは一〇から二、落ち込みは八から五、痛みが六から二、緊張感は五から三へと、すべての項目で改善されたのです。

ややうつ傾向にあったAさんは表情も明るくなり、笑顔まで見ることができました。また、吐き気がひどくて食事をとれなかったのに、タッピングタッチ後には食欲が回復したのです。たった三〇分のタッピングタッチを行っただけで、これだけの効果が見られたのです。


さらに翌日にもタッピングタッチを行いました。前日のタッピングタッチで調子がよくなったようで、事前のVASテストの段階で、落ち込みの三以外は、すべて〇という結果が出ました。また、続いていた下痢がおさまり、痛みも改善されたため仰向けに寝ることもできるようになったのです。不安や緊張の軽減に加え、痛みもぐんと減っていました。皮下注射による痛み止めの薬の量は前日と同じなのですが、VASの値は前日の六から〇に下がっているのです。

Aさんは、「気持ちがとても楽になり、希望が持てるようになったし、幸せな気分です」と語ってくれました。タッピングタッチを行ったところ、VASで三だった落ち込みも〇へと改善され、すべての項目で〇という最高の結果を得ることができたのです。

Ａさんは、緩和ケア病棟で最善の治療とケアを受けていました。我慢強い方で、不満をもらすようなことはなかったのですが、実は、病状が悪化し、痛みがつのるだけの毎日に絶望し、どんな死を迎えることになるのか大きな不安を感じていたのです。告知を受け、緩和ケア病棟にいる患者さんにとって、痛みや症状の悪化は死が確実に近づいていることを認識せざるをえなくなります。このため、恐怖感や孤独感に襲われるケースが多くなるのです。これが体に悪影響を与え、免疫力を下げて、さらに衰弱するという悪循環を引き起こすことになります。この悪循環は、Ａさんにも当てはまることでした。薬で痛みを止めたり、下痢を止めたりするだけでは、彼女の絶望感を減らすことはできなかったでしょう。さらに衰弱が進み、死が早まった可能性もあります。

ところが、タッピングタッチを治療にプラスすることで、元気と希望を取り戻し、そのことが体調の改善につながったのです。Ａさんのなかに「生きよう」という気持ちが再びわいてきたのです。タッピングタッチによって、脳内セロトニン神経が活性化したからかもしれません。手で触れられたことで、薬でなく、自らの力で下痢を止め、自力で食欲を回復させ、自力で痛みも止めたと言えるでしょう。そして、精神的にも不安や緊張が改善したことで、自分を取り戻し、家族との時間を取り戻すことができました。

衰弱して短期間に最期を迎えると思われていたＡさんは、家族や周囲の人と関わりをもち、周りの患者さんにもタッピングタッチをしてあげたり、さまざまなことをしながら、本来のAさんらしさを取り戻して、三ヵ月後に亡くなりました。末期がんの日々をただ苦しい、つらいという時間ではなく、死を受容し、人として満ち足りた穏やかな最後の時間を過ごすことができたのです。

苦しい息を和らげ、心を癒す

筋ジストロフィーとは、筋線維の破壊・変性と再生を繰り返しながら、次第に筋萎縮と筋力低下が進行していく遺伝性筋疾患の総称です。この病気は進行性のもので、現在、根本的な治療法はありません。投薬をすることで進行をスローダウンすることはできますが、筋肉がどんどん萎縮していき、最終的には体の自由を奪われ、呼吸ができなくなり、体が衰弱していく非常に深刻な病気です。

私がカウンセラーとしてお会いしたBさんは、筋ジストロフィーによる筋肉の萎縮が進み、すでに気管切開をともなう人工呼吸が必要になっていました。一回一回の呼吸が苦しく、楽な呼吸になって、一瞬でも息のことを忘れていたいと切望されていました。

彼の苦しさは、VASの測定結果にも明らかでした。グラフでわかるように、ストレスと不安感は最高に高く、落ち込みや罪悪感も相当高いレベルです。絶望感と葛藤によるうつ状

Bさんのタッピングタッチによる変化（VAS）

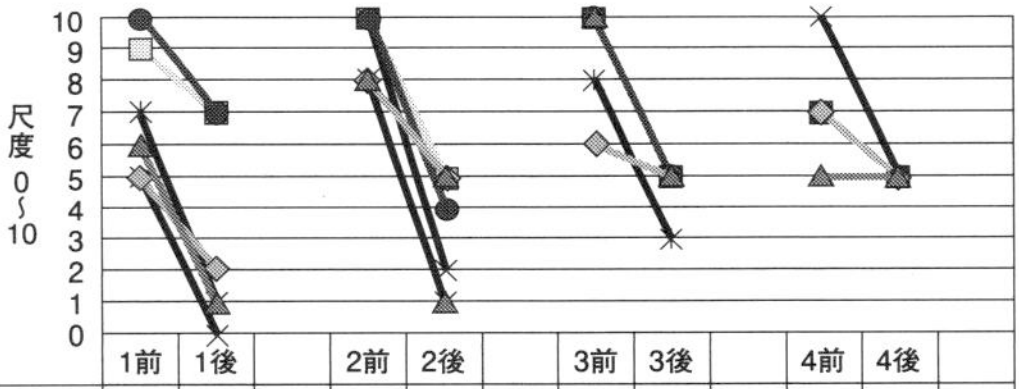

	1前	1後	2前	2後	3前	3後	4前	4後
痛み	5	2	8	5	6	5	7	5
不安感	9	7	10	5	10	5	7	5
落ち込み	6	1	8	1	10	5	5	5
緊張感	5	0	10	2	10	5	10	5
罪悪感	7	1	8	1	8	3	7	5
ストレス	10	7	10	4	10	5	7	5

タッピングタッチの後には、ほとんどの項目で大きな改善が見られます。

態であることもうかがえます。

しばらく、話を聞きながらタッピングタッチをしていると、彼は自分のお腹を少しさすり、ゆったりと椅子にもたれました。それと同時に、彼の呼吸がゆっくりとし、楽な呼吸になりました。普段は、体を前後に大きくゆするような感じで息をしているのですが、このときの彼の息は、無理がなく、ゆるやかで楽な呼吸でした。

この変化は、一緒にいた在宅看護のナースと私にも一目瞭然でした。ＶＡＳには、ぐんと下がった測定値として現れています(上のグラフ参照)。

二回目にお会いしたときには、一度下がったＶＡＳの数値が上がっていました。すべての項目が八か一〇です。ストレスがあり苦しい、痛みもある状態でした。それが、タッピングタッチ後には、ストレスは一〇から四に、そのほかほとんどの項目で劇的に数値が下がりました。

彼の体験としては、いつも頭の中はたくさんのことが駆け巡っているのに、二〇分ほどのタッピングタッチの後は、「無心」でとても楽になっていたということです。安心感も高まり、呼吸もずいぶん楽になっていました。

また、ある日、パルスオキシメーターという脈拍数と動脈血の酸素飽和度を計測する医療器具を使いながら、タッピングタッチを行いました。筋ジストロフィーの患者さんにとって、呼吸をすることはつらいものです。呼吸自体が、直接生きることに関わるため、患者さんは一生懸命呼吸をします。そのため体に不必要な力が入ってしまい、余計に苦しい状態にはまりこむという悪循環に陥ります。

ところが、タッピングタッチをしはじめると、Bさんの血中の酸素濃度が上がっていきました。これは、心身ともに楽になることで、不要な動きが減って呼吸が楽にできるようになり、酸素濃度が上がったものと考えられます。苦しい息しかできなかったBさんが、タッピングタッチを受けることで、気持ちが楽になり、それにともない呼吸自体が楽になっていったのです。

希望と前向きな気持ちが湧いてくる

Bさんのような病気の場合、ただ薬を使って痛みをとったりすればいいということではありません。それでは本質的に楽にはならないのです。体とともに心が少しでも楽になり、安心感が出てくることが非常に重要になってきます。病気は悪くなっていくにしても、安心感のある穏やかな、そして前向きな気持ちになり、自分を取り戻せることがBさんにも周囲の人にも大切なことなのです。それは、Bさんの残りの人生の質をよりよくするためにも欠かせない要素です。

実際、二回の訪問後、Bさんの気持ちは大きく変化していました。しばらく前までは、絶望感とともに「明日起きたら生きているんやろうか」と不安な気持ちがいっぱいでした。しかし、タッピングタッチを受け、自分のそのままを受けとめてもらったと感じられたことで、「生きてやるんや」という前向きな気持ちに変化していたのです。このことは、彼のケアに長くたずさわっていた訪問看護のナースから伝わってきました。

どんな病気でもそうでしょうが、特に進行性の難病を患っているBさんのような方の体験は、とても苦しく孤独なものです。家族とは一緒でも、じわじわと何もできなくなっていく自分があり、家族のみんなに負担をかけているという罪悪感も湧いていきます。

そんな個人的で孤独な苦しみは、なかなか言葉にならないものです。周りからも、どんな言葉を使ってもその苦しみをとってあげられない。もちろん安易に、「大丈夫ですよ」「そんなに落ち込まないで……」などと励ますこともできません。

そんな中、人がそこにいて、やさしく触れるという行為は、何か根本的なところに働きかける力があるのだと思うのです。私は、会うたびに、話をしながら、ていねいにタッピングタッチをしただけです。このタッピングタッチの効果に加えて、やはり人が人をケアするという貴重な行為自体が、その人の生きようとする内なる力に働きかけるのだと感じるのです。

思春期の生徒の心が変わる

今の日本では、親子関係に悩みを抱える方が大変増えています。思春期の子供たちを取り巻く社会の変化は、ひとつの家庭では対応ができないほど大きいのです。

しかし、思春期の子供は男女とも心身の発達過程で不安定なため、カウンセリングなどをしても言葉がうまくでてこなかったり、気持ちが伝わらないもどかしさがあります。

前の章でも少しふれましたが、自由学園では、生徒たちが定期的にタッピングタッチを行い、その効果のデータをとらせていただいています。

自由学園は、東京都内にある幼稚園から大学まで独自の教育理念に基づいた一貫教育を行う学校で、生徒たちは、親元を離れて寮生活をしています。そのため、学ぶことも多い反面、人間関係からのストレスもあるとのことでした。そこで、タッピングタッチの有効性に目をつけた教諭の働きかけで、ストレスケアを兼ね、定期的にタッピングタッチを取り入れるようになったのです。

リサーチでは、中学、高校の男子生徒に参加してもらい、二人一組になってタッピングタッチを交互に行う体験を一週間に一度、定期的に行いました。みんな学業と部活に加えて寮生活での疲れもあってか、いつもとても心地よさそうにしあいました。心地よくて、してもらいながら居眠りをする生徒もたくさんいました。

その結果、特に大きな変化が現れたのは、生徒同士の関係性がよくなる点です。タッピングタッチを行うようになってから、相手を思いやるという気持ちが持てるようになっていったのです。

具体的には、気持ちや関係性の変化を客観的に見るために、タッピングタッチの前後で、いろいろなアセスメントをしてもらいました。ＶＡＳテストなどの心理アセスメントを使った結果は、いつも明確で、「緊張感」「落ち込み」「ストレス」などの数値が、ぐんと下がります。

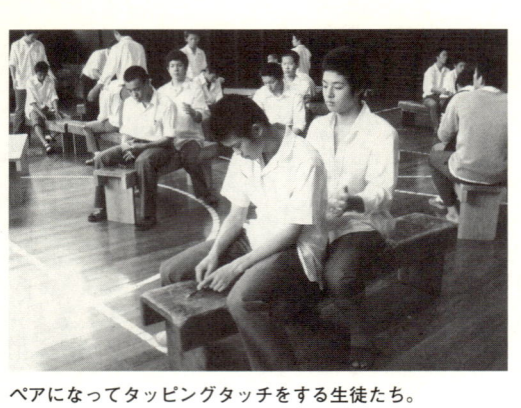

ペアになってタッピングタッチをする生徒たち。

それ以外に、関係性の変化を見るために、嫌悪や怒りを感じる相手をリストアップしてもらい、その度合いも測定しました。そうすると、タッピングタッチをしていくにつれて、相手を許せる傾向を示したのです。関係のよくない生徒同士をペアにはしませんでしたから、この変化は、ふだん直接のかかわりのない生徒や別のクラスの生徒に対しての変化です。

実際に生徒に話を聞いたところ、「『あいつが嫌』という感情が消えたわけではないけど、まぁ、それに執着する気持ちはなくなった」ということでした。つまり、怨《うら》みつらみといった気持ちが緩んでいったのです。嫌な相手へのこだわりや、否定的な感情が軽減していったといえるでしょう。また、仲のよい友だちとは、さらに関係性がよくなる、そういう結果も現れました。タッピングタッチをすることにより、相手を許したり思いやるという、最近の若者に不足しがちな大切な部分が大きく変化していることがわかったのです。

このような若い時期に、安全な形で他者に触れ、お互いを大切にすることの心地よさを体験すること、性的でもなく、暴力的でもなく、お互いを大切にするスキンシップを体験できることは、子供たちの成長にとってとても大切なのではないかと思われるのです。教育や家庭においてこのような体験を積み重ねていければ、本当にお互いを尊重し、ケアしあえる関係や家族、そして平和な社会が育っていくのではないかと感じています。

不登校の娘との交流

家庭内ではどうでしょうか。不登校になったある女子中学生のケースを紹介します。

不登校のお子さんの場合、まず朝起き上がるまでが大きな山です。この子の場合も朝なかなか起きることができないため、おのずと登校が難しくなり、次第に家で過ごすことが多くなっていったのです。お母さんは朝になると、今日こそは起きてくれるのではないか、と思ったり、そろそろ起こしたほうがいいか、あるいは声をかけないほうがいいか、と思い悩む毎日でした。しかし起こせば起こしたで、学校へ行くのか行かないのかをめぐって娘さんとの心理戦になり、娘さんはお母さんと口もきかなくなりました。そんなある日、お母さんは早朝、まだ眠っている娘さんの背中にそっとタッピングタッチをしてみたのです。

最初はほとんど寝ている状態のため無反応だったといいます。やがてなんとなく目が覚めてきた娘さんに、「今日はいいお天気だよ」などたわいのない話を一方的にしながらタッピングタッチを続けました。すると娘さんは、少しずつ目覚めていき、「くすぐったい」と笑いだしたのです。お母さんがなおもタッピングタッチを続けたところ、娘さんの体が少しずつ動き始め、ちょっとした会話もかわしたといいます。

やがて、この母娘にとって朝のタッピングタッチが日課となっていきました。それが、結果として娘さんがお母さんと話をするきっかけとなっていったのです。

その後、行きつ戻りつはありましたが、少しずつ娘さんは穏やかな朝を迎えることができるようになりました。気がつけば、朝の時間が母娘でお互いがのんびりと話し合う時間に変わっていったのです。お母さんにとっては恐怖すら感じていた「朝」が、普通の一日のはじまりの「朝」に戻ったのです。

このお母さんは「きっと娘が大きく変わったというより、親の私がまずタッピングタッチで心のゆとりができたのだと思います」と話してくれました。そして、母親の心のゆとりは、娘さんにあっという間に伝わり、みるみるうちに落ち着きを取り戻していきました。その後、元気に復学し、今では大学生活を楽しんでいるとの連絡がきています。

このようにタッピングタッチには、される側だけでなく、する側にも心の安定をもたらします。この親子の場合、お互いがタッピングタッチを体験することで、落ち着きを取り戻し、不登校を解消する方向に結びついたのではないでしょうか。

引きこもりの青年と母親

次に、一九歳の引きこもりの青年と母親のケースです。彼は、長い間、不登校の状態で、定時制の高校に籍はあるものの、学校へはまったく行かずに、ほとんど家に引きこもる生活を続けていました。一年ほど前までは、バイトに通うこともありましたが、そこも最後は上司との行き違いから退職。それからは昼夜逆転の生活を送り、起きているときにはテレビゲームやパソコンに向かっているという、典型的な引きこもりの状態でした。

この親子にタッピングタッチを一週間続けてもらいました。その時のことをお母さんは、「息子とふたりでタッピングタッチをしていると、ほっこりした感じになって、一緒にいることが心地よく、あったかい気持ちになりました」と話しています。

ある日、タッピングタッチの後、ごく自然な雰囲気のなかで、お母さんは息子さんの興味があった車の免許合宿について切り出しました。すると、気持ちや行動の変化を見るために渡しておいた質問用紙には「外に出て行く気がしない」と書いていた息子さんが、パンフレットに掲載されていたホームページを母親といっしょに検索しはじめたといいます。さらには「どうせ行くなら沖縄とかもいいね」と言いだし、実際に予約まで入れたのです。そして息子さんは飛行機の手配から合宿の準備まで一人でこなしました。

その後、無事に免許を取得し、車で地方から東京までドライブをしたり、高卒認定試験を目指して予備校に通うなど、ゆっくりですがしっかりと前に歩きだしているといいます。

タッピングタッチですぐに引きこもりが解決したということではありません。しかし、それまで、家族が何をしても改善しなかった息子さんの不安定な気持ちが安定し、ネガティブな気持ちから前向きな気持ちが大きくなることで、前に一歩踏み出す大きな勇気づけになったのだと思います。

関係性をよくする手立て

この親子がタッピングタッチをしあったことによる変化は、息子さんが引きこもりの状態から一歩踏み出し、無事免許がとれただけではありませんでした。それまでいろいろなことが重なり、親子としての関係が築けずにいましたが、タッピングタッチをしあう時間をもつことで、徐々によいほうへと変化していきました。お母さんは、言葉でなくても、タッチを通して、息子さんの母親を思う優しい気持ちが、深く心に沁みてくるようだったといいます。

このように、親子や家族ですることで、お互いをケアしあうことができるようになったり、関係性が改善したりした話は尽きません。子供に虐待的行為をしてしまうお母さんに子供と一緒にタッピングタッチをすることを勧めたら、親子の関係があきらかに改善したこともあります。

実際、タッピングタッチの特長的な効果は、関係性の変化にあります。みんなでするとと、場が和やかになり、交流が深まります。親しみがわき、安心や信頼感が高まります。そして、気持ちが素直になるからでしょうか。話したくなり、話すことがとても心地よくなります。おそらく、タッピングタッチによって、セロトニン神経が活性化され、共感脳が刺激され、落ちついた気分になることも大きいのでしょう。私たち人間の本来のあり方を感じて嬉しくなるのです。

アフリカ・ウガンダの元子供兵士リハビリ施設で

現在世界中では、トラウマに対してさまざまなアプローチがなされています。紛争で強烈なトラウマを受けたアフリカ・ウガンダの元子供兵士へのケアにタッピングタッチがどのような影響を与えるかを調査したことがあります。

ウガンダでは二〇〇六年まで、武装勢力が、北部地域で散発的に地域住民や避難民キャンプを襲撃し、虐殺、子供の拉致、物資強奪などさまざまな残虐行為が日常的に行われていました。そのなかでもっとも深刻な被害を受けたのが、子供たちです。村から拉致された子供たちは銃を持たされ、兵士となる訓練を受けます。そして最初の仕事は育った村に行き、両親や可愛がってくれた村の人を傷つけたり、殺したりすることだったりします。

私がウガンダに向かったのは、まださまざまな残虐行為が頻発していた二〇〇五年です。訪問したのは、元子供兵士たちが保護され、深刻なトラウマの経験から立ち直るための生活をしているリハビリ施設（World Vision）でした。

ここで一一歳前後の一〇人の子供たちにタッピングタッチを行いました。タッピングタッチの前と後に、自由に絵を描いてもらいました。絵のなかには、その人の心象風景が表れるため、心理学の研究などで使われる方法のひとつです。

タッピングタッチをする前の子供たちの絵は、恐ろしいイメージや出来事でした。クレヨンと画用紙を使っての描画ですから、複雑なものは描けません。でもよく見ていくと、そこには生々しい殺し合いの風景が描かれています。

ヘリコプターから女の人が撃たれているシーン、車に向かって銃撃しているシーン、マシンガンで撃ち合っているシーン。ある子は、マシンガンを持った巨大な男が、今にも教会に襲いかかろうとしている絵を描きました。子供たちにとって教会とは、守られ安心できる場所ですから、心の奥深くまでが脅かされた体験を示しているのかもしれません。相当な修羅場を体験し、深いトラウマを受けていることがわかります。

タッピングタッチ前後の絵の変化（ウガンダの元子供兵士の場合）

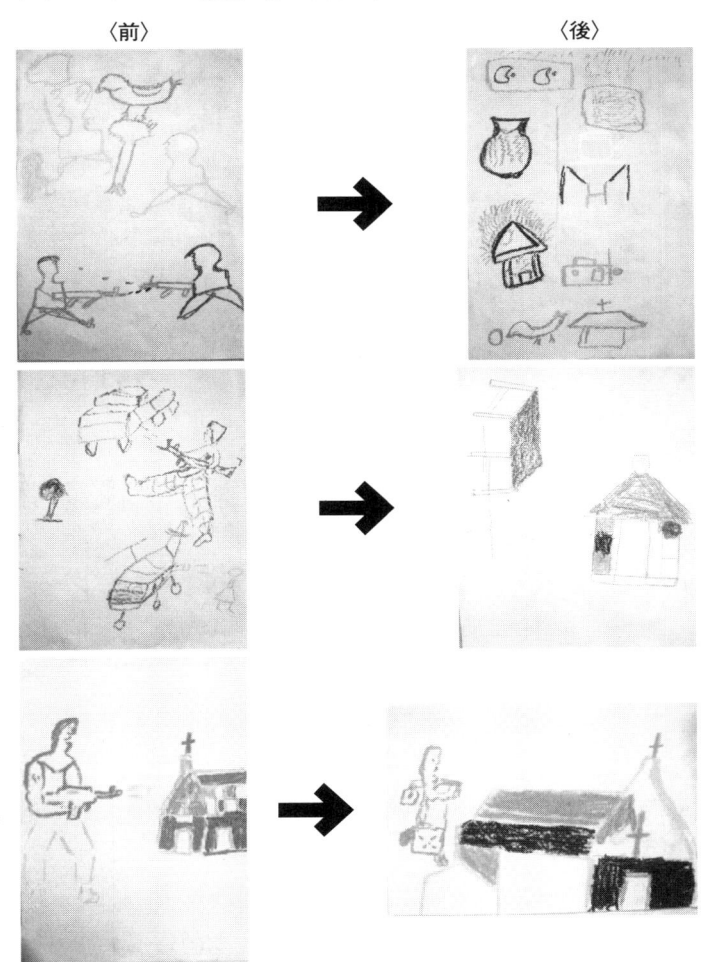

〈前〉　〈後〉

ところが、タッピングタッチ後には、マシンガンがなくなり、教会の側に立つ人間はいかつい怖いイメージではなく、普通の、どちらかといえば女性的な人間に変わっていました。ほかの子供たちの絵も、家、椅子、食べ物など日常の風景に変化したのです。また、戦闘シーンを再度描いた子の場合でも、攻撃をする人間の数が減るなどの変化が見られました。普段、絵を描くと、必ずと言っていいほど戦闘や不安いっぱいのイメージしかでてこない子供たちですから、この変化はとても大きいのです。

また、子供たちにタッピングタッチを体験した感想を聞いてみると、「気持ちよかった」「楽しくなった」「またやりたい」などの声が聞かれました。子供たち同士でタッピングタッチを行っている様子を見ても、誰も嫌がったりせず、ちゃかす子供もなく、みんな心地よさそうにしていましたし、椅子の背にもたれかかるようにして居眠りし始める子もいたほどです。

元子供兵士たちは、深いトラウマを負ってしまっていることが多く、リハビリなどで充分に心のケアができないと、社会的な復帰や適応ができなくて、結局は犯罪者になったり、武装集団にもどったりしてしまいます。世界中にはたくさんのこのような子供たちがいるのですが、心身を癒し、トラウマの軽減効果のあるタッピングタッチは、とても有効だと思われます。

ストリートチルドレンの心のケア

本章の冒頭、枯葉剤のところですでにふれたベトナムでは、長年の戦争の影響に加えて、ドイモイ政策による経済開放と、急激な近代化により、貧富の格差拡大、家庭崩壊、犯罪、ドラッグ・アルコール依存など、さまざまな社会問題が引き起こされています。

そのような社会情勢のなか、私の訪れたホーチミン市では、七〇〇〇人以上のストリートチルドレンがいると推定されています。彼らの多くは、生きていくために物を盗んだり、物乞いしたり、虐待を受けたり、女の子の中には体を売るなどの悲惨な体験をし、それぞれがさまざまなトラウマを抱えています。

ここでは、FFSCの施設でケアされているストリートチルドレンたちに、タッピングタッチを体験してもらいました。一一歳から一三歳くらいの子供たちが多く、幾つもの学級で行いましたので、合計一〇〇人位になるでしょうか。ここでも変化の測定に、自由画とVASテストをしてもらいました。

どの教室でも、基本的には、どの子供たちも楽しそうにしあってくれました。担任の先生たちも、生徒たちの楽しくケアしあっている姿を見て、教室で使っていきたいとのことでした。しかし、表面的には楽しそうにしていても、深く傷ついている子供たちも多いようでした。例えば、ある男の子たちは、タッピングタッチをしている最中に、だんだんとコントロールが利かなくなり、相手をきつくたたいたりするようになってしまいました。どうしても、収まらなくなったので、みんなに一度やめてもらい、次のようなことを心を込めて話しました。

私たち人間はこれまで争ったり暴力をふるったりして、たくさんの過ちをおかしてきたこと。そのことで、たくさんの人や生き物が傷つき、殺されていったこと。だからこそ、タッピングタッチは、その傷を癒して、もう一度お互いが仲良く暮らせるようにと、みんなで育ててきたものであること。そして、みんなには、相手にやさしくタッチし、お互いを大切にするような体験にしてほしいのです、と通訳をしてくれていたシスターを通して、ゆっくりとていねいに話しました。

子供たちはちゃんと聞いてくれて、また一緒にすることができました。しばらくして彼らの様子を見ると、おとなしくしあいながら、優しそうな顔をしていました。してもらいながら、眠そうにしている子供もいましたから、きっと心身ともにほぐれたのでしょう。

そして、自由に描いてもらった絵にも、子供たちの心の変化は明らかでした。つらい、悲しい、怒っている、などの否定的な感情をイメージさせる絵から、楽しい、幸せ、仲よしなど肯定的なイメージのものになっていったのです。口がへの字に曲がっている顔や、緑色の

タッピングタッチ前後の絵の変化
(ベトナムのストリートチルドレンの場合)

〈前〉　〈後〉

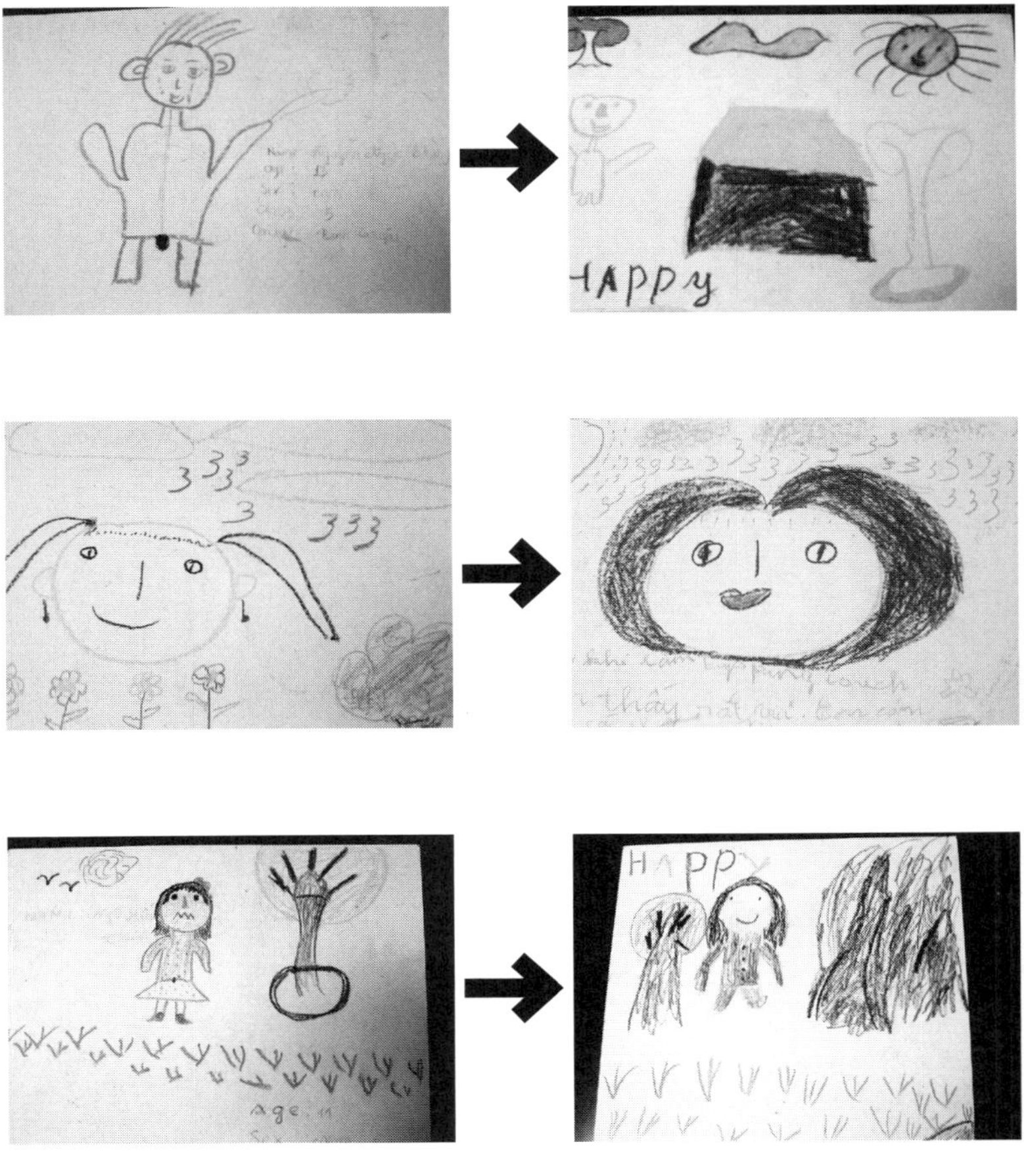

顔、あるいは戦闘をイメージするような絵を描いていた子供たちが、タッピングタッチ後には描く人の顔が笑顔になったり、日常の風景や、HAPPYという文字、虹、ベトナムで幸せを意味する「3」という数字を多用するといった具合に変わったのです。

また、VASテストの項目である、痛み、不安感、落ち込み、緊張感、罪悪感、ストレスのうち、落ち込み以外のすべての項目も軽減していました。

家族や社会から受けた心の傷を癒し、非暴力的な、お互いを大切にする気持ちを育てる手立てが見えてきたように思います。

災害時にお互いをケアする

戦争や災害が心に与える影響ははかりしれません。私たちは二〇〇四年と二〇〇七年の二度にわたって大地震にみまわれた新潟県中越地方の被災者の方々に、タッピングタッチをさせてもらいに伺いました。ボランティアにタッピングタッチの指導をした後に、仮設住宅、集会所、避難所などに分かれ、タッピングタッチのケアを実施したのです。

このように、多くの被災者が出るケースでは、カウンセラーなどの専門家が入る以前に、まずは被災者同士でケアできるかどうかが、その後の被災者の心の問題の深刻化に大きく関わってきます。また、大きな地震が起こったときなどには、被災者の数が多すぎるので、一人一人にカウンセラーがついて話を聞くことは現実的には難しく、心のケアが提供しにくいのが実情です。その点、タッピングタッチであれば、専門家でなくてもすることができるうえ、初対面の人でも効果があります。

特に、災害直後は、急性ストレス障害（ＡＳＤ）、心的外傷後ストレス障害（ＰＴＳＤ）、パニック障害、恐怖症、心身症、睡眠障害、うつ病、アルコール依存症などになる人が多くなります。早期のケアにより、このような精神的な病気の予防効果も期待できるのです。

中越地方の避難所や仮設住宅では、震災で多くを失ってしまった人たちが、つらい思いを精一杯こらえながら生活されていました。そんな中、タッピングタッチを体験した被災者が、落ちつきをとりもどし、お互いがサポートできるという安心感をとりもどしていかれました。

通常、災害の初期を除いては、被災者は自分や家族のことで精一杯となり、他人を思いやるという心の余裕を持つことは難しいものです。ところがタッピングタッチをしあうと、心身の緊張がほぐれると同時に、他の被災者を思いやる気持ちが湧いてくるようです。気持ちはあっても、いたわる言葉も方法も見当たらず、つらい思いをしている場合も多いのですが、タッピングタッチによって、安心して相手をいたわれます。

ある老夫婦は、初めはお互いに触れあうことに照れながらも、タッピングタッチをされました。その時、ご主人の背中を、ていねいに、ていねいに心をこめてさすっておられた奥さんの姿は、今思い出しても涙がにじんでしまいます。じっと無言でしてもらっていたご主人は、終わったときに「よ〜し、元気がでてきたぞ！」と素敵な笑顔で言われ、一緒にしていたみんなの顔もほころびました。人がケアしあうということは、ほんとうに美しく、素晴らしいことだと感じた体験の一つです。

自分と人をケアする手法

この章の後半は、たくさんの事例が続きましたが、どのような印象を持たれたでしょうか？　人がケアされ元気になる事例が多かったですから、タッピングタッチは人にしてあげるものだという印象が強かったかもしれません。

しかし、タッピングタッチの面白さは、自分のケアにも使えるし、周りの人のケアやサポートにも使えることです。楽しく、誰にでもでき、疲れないので、気軽にしてもらうことができます。この本を読まれたら、まずは誰かにしてあげてください。そして、うまくいったら、こんどは交代して、してもらうことをお勧めします。タッピングタッチは、お互いをケアするための手法です。

また、一人のときなどは、セルフケアとしてバリエーションのひとつであるセルフタッピングをうまく使うと、充実した生活がしやすくなると思います。日々の生活の中、とくにこの経済的に厳しい時代において、不安やストレスが高くなりがちです。そのままだと、慢性のストレス反応で、心身ともにまいってしまいます。セルフタッピングで、自分自身を大切にしてあげる余裕を取り戻すことをお勧めします。

それと、タッピングタッチには、誰かにしてあげることで自分も元気になる、という面白い効果があります。信じにくいかもしれませんが、体験していくとよくわかっていただけると思います。神経生理的には、しているほうも、リズム運動でセロトニンが分泌され共感脳が活性化するからかもしれません。してあげた人が元気になるのを感じて、嬉しくなるからかもしれません。確かなことはわかりませんが、タッピングタッチをしていると、自分も癒され、本来の落ちつきや思いやりの気持ちを取り戻していけるのです。

自分が役に立てる充実感

周囲を見渡せば、身近な家族や友人にも、心や体につらさを抱えた人は大勢います。わが子が不登校だったり、家族や友人がうつ病だったり、不治の病になってしまったり……。とはいえ、「私には何もできないから……」と関わることを避けたり、関わることを恐れてしまいがちです。何かをしてあげたい気持ちはあるのに何もできないという状況は、つらいものです。何もできない自分を責め、なかには自分が心の病気になってしまう人さえいるでしょう。

そんな中、タッピングタッチは、医療やケアの専門家でなくても、他の人のつらさを軽減するような関わりを持てる技法です。基本さえ守っていれば、うっかり相手を傷つけたり苦しめたりすることはありません。そのうえ、何かよいことをしてあげることができる、という安心感を持てることは大きいと思います。

人は本来、人の役に立ちたい、苦しんでいる人のサポートをしてあげたいと思っています。でも、それができないから苦しく、距離をとってしまったり、自分を責めたりしてしまうことが多いのです。でも、シンプルで、何げなくしてあげられるタッピングタッチを身につけておくと、関係性まで変わっていきます。たくさんのことができなくても、ただ一緒にいることや、ただ話を聞いてあげることの大切さなどもわかってくるのです。

ナースなどの専門家でも、人の苦しさを和らげてあげたくて仕事をしているのに、自分の存在が相手にとって何の意味も持たない、それどころか薬や器具に頼るばかりで、ほんとうの苦しみや痛みをとってあげられない、そんな体験の積み重ねから燃え尽き症候群となり、熱い思いや才能がありながら、辞めてしまうかたが多いようです。最近は、タッピングタッチの研修を受けたり、インストラクターになられたりするナースが増えていますが、より充実したケアの仕事をしていかれることを心から願っています。

依存的になりにくく、心の自立を促す

「苦しんでいる人を心配しているし、何かしてあげたいという気持ちはあるけれど、関わったばかりにその相手が自分ばかりを頼るようなことになったら、対応しきれない。それなら関わるのはやめよう」と思ってしまうこともあるでしょう。

しかし、タッピングタッチは、お互いに自立した関係を築く手伝いになります。タッピングタッチをしてあげたから、もっとしてほしくて、頼られて大変になるということはまずありません。タッピングタッチをしてもらった人は、大切にしてもらったという満足と安心を感じることができるのです。ですから、気持ちよかったからまたしてほしい、という気持ちはあったとしても、「自分だけでも大丈夫、自分でもやっていける」と感じやすくなる。つまり、タッピングタッチをしてもらうことで、心が健康な状態に戻っていくのです。

例を挙げれば、ドメスティック・バイオレンス（ＤＶ）を受けている人は、ふたりの関係がよくないものだとわかっているのに離れられず、その関係に依存してしまうことがよくあります。しかし、もう一度心の健康を取り戻すことができれば、「そういう関係を続けなくても自分は自分で生きていいんだ、生きていけるんだ」ということがわかってきます。それ

が心の健康な状態です。

心が健康な者同士の関係というのは自立した関係です。「一緒にいるのも楽しいし、一緒にいないときも楽しい。仲良くやっていこうね」といった関係と言えばいいでしょうか。タッピングタッチはそんな関係づくりのお手伝いができるのです。

もちろん、タッピングタッチは自分ですることもできます。いつでもどこでも気軽にできるので、日常生活のなかのちょっとした時間に取り入れて、自身のストレスケアだけでなく、健康な心の状態を取り戻す助けにしてほしいと思います。

本来の人間性を取り戻すための営み

先にも書きましたが、私は、人が人を思いやり、大切にしあえることの素晴らしさを感じています。人がお互いをいたわりケアする姿はいつ見ても美しいです。タッピングタッチを通して、優しさ、楽しさ、明るさ、あたたかさなど、人間の本来の善なる姿を実感することで、大きな希望を感じています。

私たち人間は、忙しくなりすぎて、一緒にいたり、触れあったり、ケアしあうことをしなくなってしまっている。しかし、もう一度ケアしあうことの楽しさと大切さに気づき、お互いを大切にグルーミングし始めるとき、私たちはより健康で幸せな生活を営むことができる。そして、より調和のとれた社会と、争いや戦争のない世界を創っていけると信じています。

タッピングタッチは、自分でできる治療や特効薬のようなものでなく、お互いをケアしサポートしあうことで、本来の素敵な状態を取り戻していくための手法、または自然な営みとして大切にしていただければ嬉しいです。

心身の病気はさまざまなものがあり、やはり専門家による診断や治療が必要です。でも、それとは別に、私たちの日々の生活の基本として、触れあいやお互いをケアする時間をとる。その結果として、個人や家族の健康と幸せと、よりよい社会が可能になるのではないかと思うのです。

私たちが、もう一度お互いのために時間をとり、手でやさしく触れていくとき、素敵なことがたくさん起こっていくと思います。

第9章　タッピングタッチの基本とインストラクション

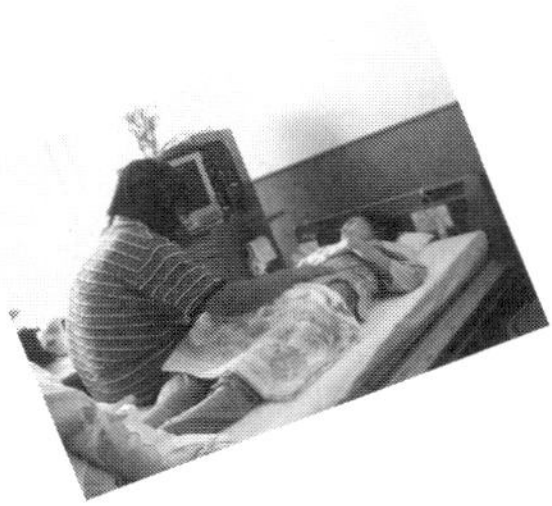

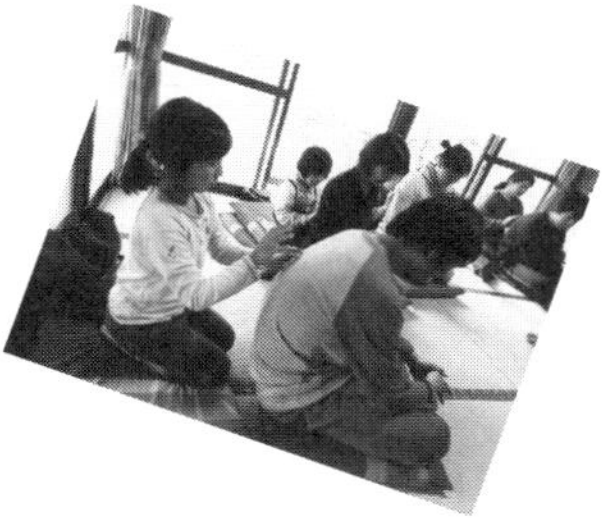

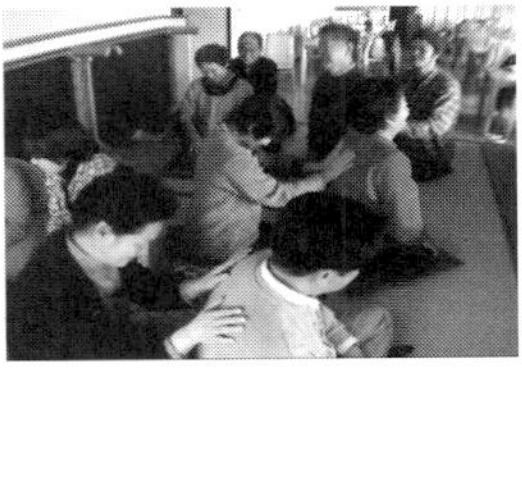

基本の動作と注意するポイント

この章では、タッピングタッチの基本と注意点を具体的に説明していきます。

①準備運動

まずは準備運動です。タッピングタッチをする前に心と体をほぐしておきます。両腕を自然に体の横に下ろします。肩と腕の力を抜いて、水泳前の準備運動のように手と腕をブラブラと振ります。

②触れかた（手の形）

タッピングタッチには、幾つもの触れかたがあります。どれも実践を通して生まれてきたもので、それぞれ違った特徴と効果があります。

○タッピング

タッピングは、子供をあやす時のような、柔らかく、丸みのある手で行います。一度手をしっかり開いてから力を抜くと、自然な丸みのある理想的な手の形になります。そして、体にあたる部分は、指先の腹の部分を使います。五本の指全部、あるいは親指以外の四本を使ってトントンと軽く弾ませるように、左右交互にやさしくたたきます。「たたく」と言うと、マッサージのように強くなりがちですから、指先の腹のところで、リズミカルにタッチしていくつもりですると感覚がつかみやすいかと思います。

◯ネコの足ふみ

ネコがその場で足ふみをする動作をごぞんじでしょうか？　このタッチはそれにとてもよく似ているので、「ネコの足ふみ」という名前がつきました。軽く丸めた手の柔らかいところを使い、腕の重みを乗せるような感じで、左右交互に触れていきます。タッピングタッチは、マッサージではないので、押したりもんだりしないのですが、このネコの足ふみは、腕の重みが功をなして、マッサージ効果もあるようです。

◯ゾウの鼻

相手の後ろに立ち、両腕をブラブラと左右交互に振って、手の甲を相手の腰のあたりにポンポンと軽くあてていくような感じです。この時も、他のタッチと同じように、ゆったりしたリズムで行います。膝と体全体をゆるめ、ゾウの鼻のように腕をぶらさげ、振り子のように行うと楽しくできます。

○ソフトタッチ

基本的に、手の形はタッピングと同じです。違いは、指先の腹だけでなく、手のひら全体を使うことです。相手の体に沿うように、手の力を抜き、手のひら全体でソフトに左右交互に触れるようにします。このタッチは、終わりがけにすると、安心感やリラクセーションが深まります。病気の方にする場合は、このタッチだけの方がよい場合もあります。

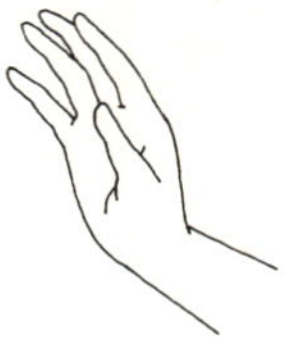

タッピング

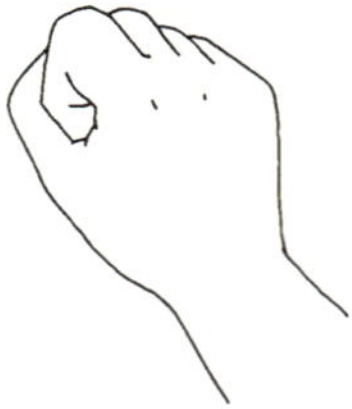

ネコの足ふみ

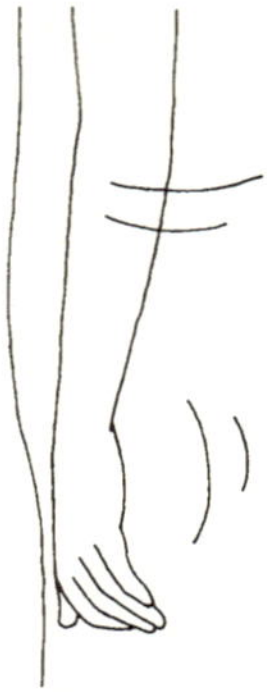

ゾウの鼻

③タッチの強さ

タッピングタッチには力はいりません。強くなりすぎないように気をつけながら、軽くやさしくタッチします。特に男性の場合、やさしくタッチしているつもりでも強すぎるケースが多いようです。また女性の場合は逆に、相手に遠慮しすぎてソフトになりすぎないようにしましょう。

④タッチの速さ

タッピングタッチは、唱歌やわらべ唄のような、ゆったりとしたリズムを保ちながら、左右交互にタッチしていきます。慣れるまでは、曲調がゆっくりとした好きな曲を歌ったりハミングすることで、適切なリズム感をつかんでください。

⑤タッチする位置

体の正中線をはさんで左右対称の位置をタッチするのが基本です。ただし、左右対称といってもあまり厳密に考える必要はありません。背骨を中心にしてほぼ左右対称にタッチできれば問題ありません。

⑥タッチの長さ（時間）

ひとり約一五分を目安にして行います。二人で交代して行う場合は、これの倍の三〇分くらいが必要です。「一五分、三〇分」と聞くと長く感じるかもしれませんが、お互いをケアする時間をとることが大切です。実際にしてみると、心地よく楽しいので、すぐに時間がたってしまいます。

⑦そのほかの注意点

○頑張らない

タッピングタッチの講座の実習では、「頑張らずに、のんびりと……」「日向ぼっこをしているような感じで、一緒にいることを大切に……」と何度も言うようにしています。気楽に楽しく、根《こん》をつめずにすると、受ける側はとても気楽に、自分らしくいることができるからです。「力をいれない触れかたでタッチしてください」と言われても難しいかもしれませんが、とにかく肩の力を抜いて、のんびりとしあってみてください。

○マッサージにならないようにする

タッピングタッチはマッサージ法ではありません。体をもみほぐすのではなく、軽いタッチとリズムが相手や自分を元気にすることをサポートしていることを忘れないでください。

○無理にしない、押しつけない、しつこくしない

タッピングタッチのポイントは「気持ちよさ」です。お互いに無理なく、心地よく触れあうことを大切にします。いくら自分が心地よかったからといっても、気ののらない人に押しつけたり、無理にすることは避けてください。また、早く効果を得たいからと、しつこくやりすぎないように気をつけます。

○病気の場合の注意点

身体的な病気がある場合でも、タッピングタッチは不安や緊張感をほぐして元気にする効果があります。しかし、重度の病気の人は、専門家に相談のうえ行うようにしてください。精神病などで妄想傾向がある人、体に触られることや身体感覚に異常がある人にはタッピングタッチを行わないようにしてください。また、精神的な病気がある場合は、心理療法士、精神科医、認証カウンセラーなどから専門的な援助を受けたうえで行ってください。

❖タッピングタッチ〈基本型〉

このセクションでは、二人でしあう基本型の説明をします。次ページからのイラストのように、される側の人は、腰の力を抜いて背中を少し丸めるような姿勢で受けてください。リラックスしにくい場合は、両肘を両膝に乗せて、前屈した姿勢をとることもできます。楽な姿勢で、日向ぼっこを楽しむような感じが理想的です。

タッピングタッチ（基本型）

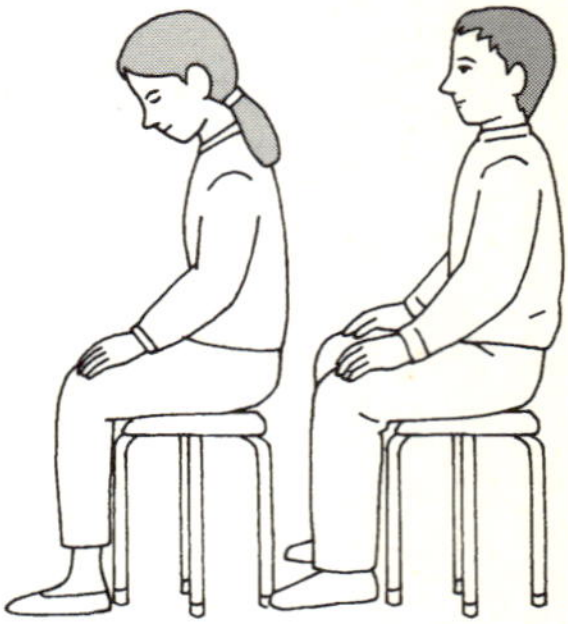

❶ タッピングタッチをすることが決まったら、まず相手の後ろに座ります。ちょうどお風呂で背中を洗ってあげるような感じですが、正座でもいいし椅子に座ってでも構いません。椅子に座ってする場合は、してもらう人の背もたれがじゃまにならないように、背もたれが脇に来るように座ってもらいます。腕をブラブラの準備運動も忘れずに！

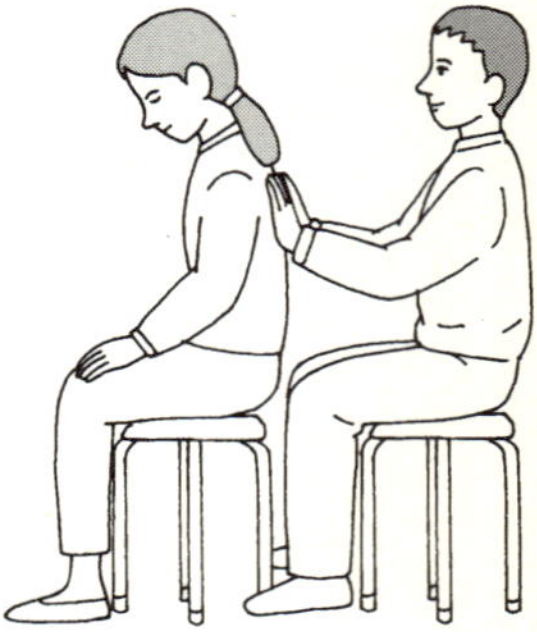

❷ 相手の首から少し下がったところの、肩甲骨の内側のあたりに軽く手を添えます（約５秒位）。「ハロー！　これから始めるよー」と相手の体に知らせているような感じですが、このように触られることが苦手な人の場合はとばしてもオーケーです。

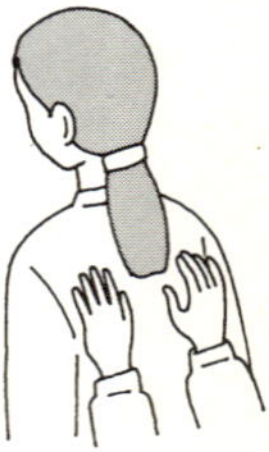

❸ 次に、手をおいたあたりから「タッピング」と呼ぶタッチをしていきます。手と手の間に握りこぶしが一つ入るくらいに距離をあけて、指先の腹のところを使って、軽く弾ませるように、左右交互にやさしくたたいてください。

　唱歌のような、ゆったりとしたリズムを保ちながら、左右交互にタッピングしていきます。このあたりはタッピングタッチの基本になるところですから、少し長めにしておきます（約30〜60秒）。

❹ しばらくできたら、タッピングしながら、下へ徐々に下りていきます。背中の半分くらいのところまで来たら、今度は「ゾウの鼻」というタッチを行ってください。

イラストのように、相手の後ろに立ち、両腕をブラブラと左右交互に振って、手の甲を相手の腰のあたりにポンポンと軽くあてていくような感じです。タッピングと同じようにゆったりとしたリズムで行います。

ゾウの鼻をしないで、座ったままタッピングで腰をする場合は、少し前屈してもらうとやりやすくなります。健康な人の場合はゾウの鼻が心地よいようですが、ソフトなタッチがいい場合はタッピングの方がいいかもしれません。

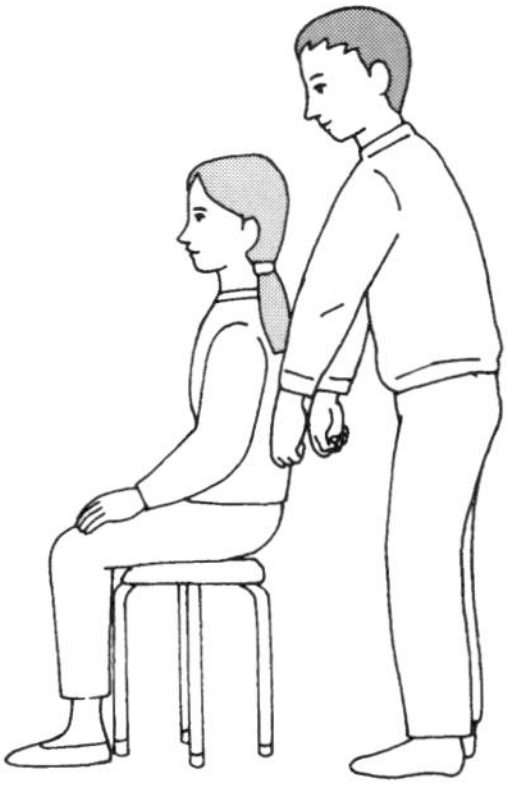

❺ 腰のところが終わったら、次は、肩と腕をタッピングします。イラストのように立った状態、または膝立ちで行うと楽にできます。肩のタッピングは「肩たたき」に似ていますが、マッサージにならないように気をつけてください。する部分やタッチの仕方はいろいろとありますが、基本的には、つねにソフトにのんびりとしたペースで行います。腕は、できれば肘のあたりまで徐々に下りていってください。

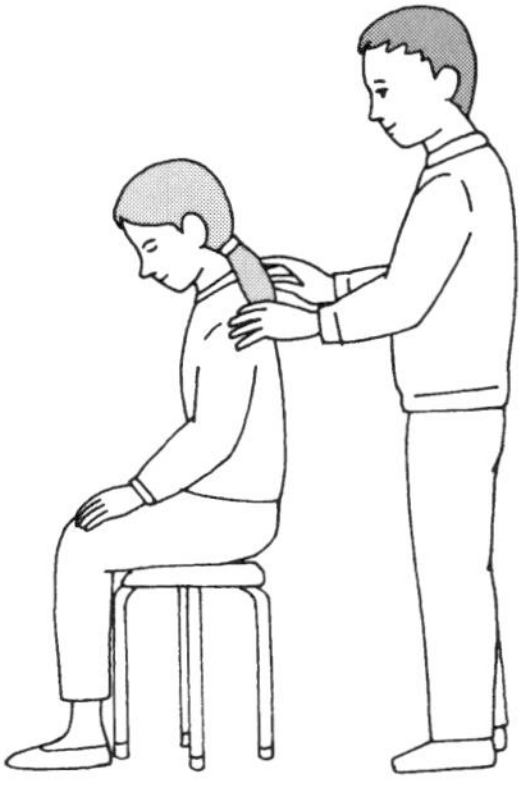

❻ 肩と腕が終わったら、首と頭もタッピングしてあげてください。このあたりは、他のところに比べてより繊細ですから、「首と頭もしていいですか？」と先に尋ねて、許可をもらってから行います。ここでも強くたたいたり、負担になったりしないように、軽めにしてください。こめかみのあたりは、頭の疲れがとれリフレッシュするポイントも含まれていますので、欠かさずするようにしましょう。

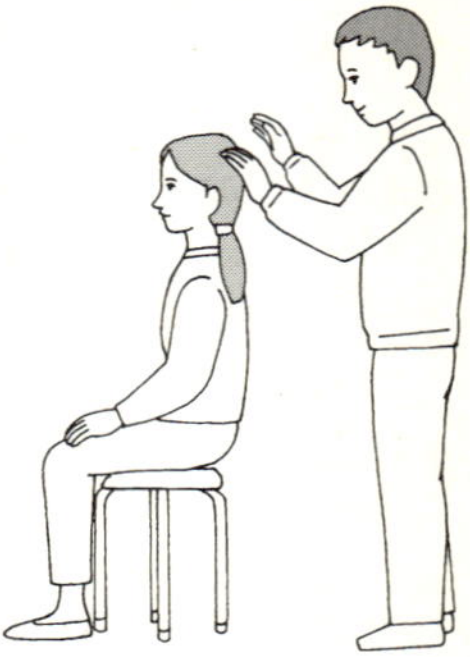

❼ いったん座って、相手の背中へ「ネコの足ふみ」というタッチを試してみましょう。軽く丸めた手の柔らかい部分を使って、左右交互に触れていきます。腕で押すというよりも、腕の重みを乗せるような感じでしてください。

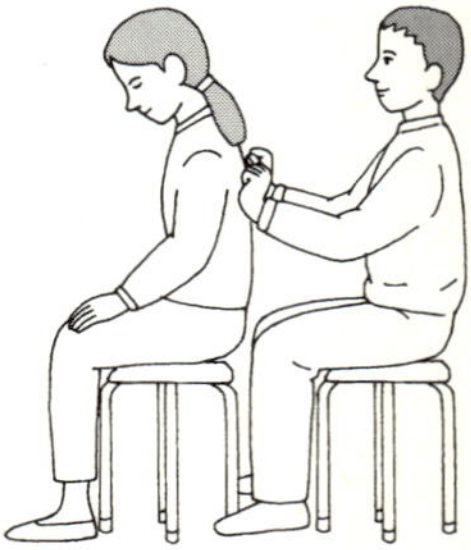

❽ ここまでで基本型の一通りが終わったので、相手にして欲しいところなどを尋ねながら自由にタッチしてください。講座などでは、「どこをどのようなタッチでして欲しいか、注文をとってしてあげてください」と伝えるところです。基本に添って全体をしてもらうと一番いいですが、気持ちがよいと感じるところを多めにすることで、効果が高まります。

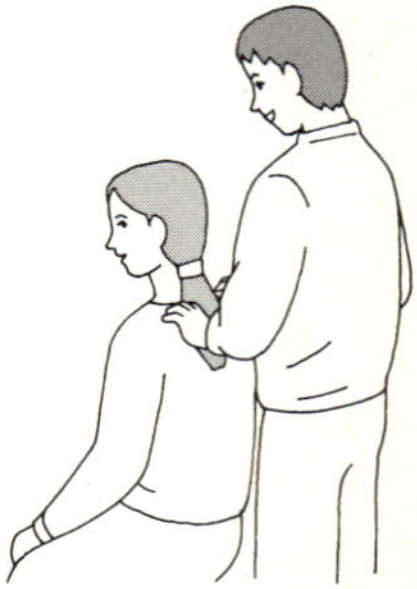

❾ 終える前には、とても心地よく安心感が深まる「ソフトタッチ」も試してみてください。これは、手のひら全体

を使ったタッチのことで、押したりせず、左右交互にソフトに触れていきます。これは、基本型の最後によいのですが、病気や病弱の人に行う場合、特に後に説明するケアタッピングなどでは、このタッチだけの方がよい時もあります。

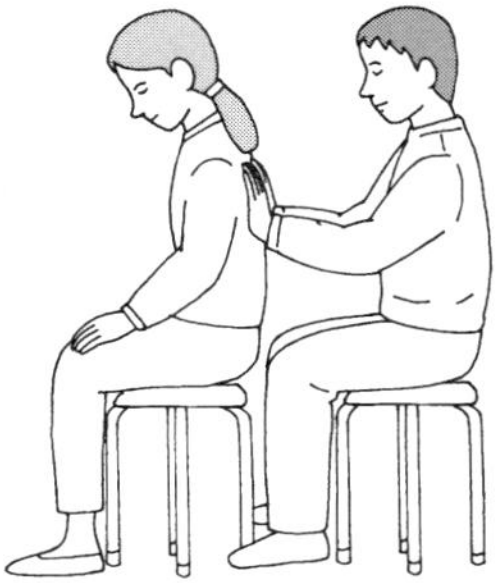

⑩ 最後に、もう一度肩甲骨の内側のあたりに軽く手を添えて、相手の人と静かに一緒にいてください。始める時にしたのと同じですが、今度はタッチの余韻を充分味わえるように、少し長めに触れるようにします（30秒位）。この部分も、タッピングタッチにはとても大切なところです。してもらうとよく分かりますが、人の温かさや安心感が広がって、とても気持ちよいひとときです。

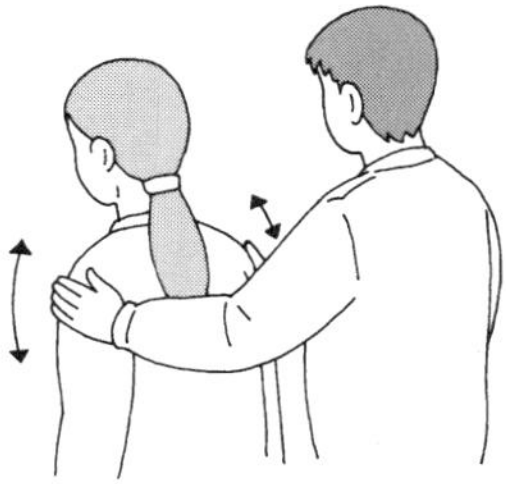

⑪ 背中や腕を上から下へ気持ちよく数回さすって終わってください。楽しげに「よしよし」と言いながらさすると、さらに楽しくなります。この時は、リフレッシュするためでもありますから、健康な人へは、大きめのストロークでしっかりとさすってあげてください。

⑫ 一通り、15分くらいかけて、のんびりとするのが理想的です。もちろん、交代してお互いしあうことを大切にしましょう。Let's グルーミング！

❖セルフタッピング

タッピングタッチの基本であり、また特徴の一つは、「お互いにしあう」ということです。そのことで、「人がケアしあう」という、私たちが健康で生きるために基本で必要不可欠な行為を取り戻していこうとするものです。しかし、独り住まいであったり、病気で一人寝ていなくてはならないような状況も多いです。そのような時、そして日々のセルフケアとしてもとても有効なのが、セルフタッピングです。

セルフタッピングは、自分自身を大切にすることの大切さを思い出させてくれます。かけがえのない大切な自分をいたわるようにゆったりと楽しみながら行いましょう。はじめはゆっくりとしたペースにかえってイライラを感じることもありますが、それは心が特に疲れているサインです。急がず、ゆっくり、たんたんと続けることで、少しずつ気持ちが落ち着いてきます。

セルフタッピングの注意点としては、気持ちがよいから、あるいは早く体をほぐして元気になりたいからと、急いでしたり、しすぎないよう心がけてください。特に慣れるまでは、軽めに、ほどほどに行うようにしましょう。

睡眠障害や、寝つきが悪い人も多いようですが、そんな人にもセルフタッピングはとても有効です。

やり方としては、横になって、まずしばらくあごやこめかみのあたりをタッピングします。このあたりは、頭の過剰な働きをゆるめ、心配や緊張をほぐしてくれます。他にも、心地よいところがあればしてください。

そして、最後にお腹のところを行ってください。軽いタッピングでもいいですが、特にネコの足ふみをお勧めします。かわいいネコがゆっくりと足ふみをしてくれているイメージでもいいし、誰かがやさしくお腹をケアしてくれているイメージなどもいいでしょう。しばらくしているうちに、眠ってしまう人が多いようです。

うまく使うと、薬やアルコールに頼らずとも深い眠りが得られるようになると思います。

セルフタッピング

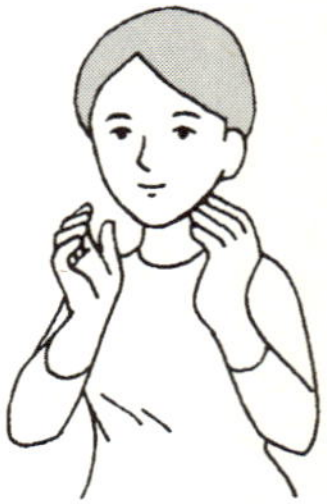

❶ 腕をブラブラして心身をほぐしてから、左右交互に、あごを軽くタッピングします。あごの筋肉はとても強く、ストレスや感情に影響されやすく、硬くなっている場合がほとんどです。タッピングしていて、なんだかあごを動かしたくなったら、口をあけてほぐしてみましょう。あくびが出始めたら、リラックスのサインですから、出るにまかせておきます。

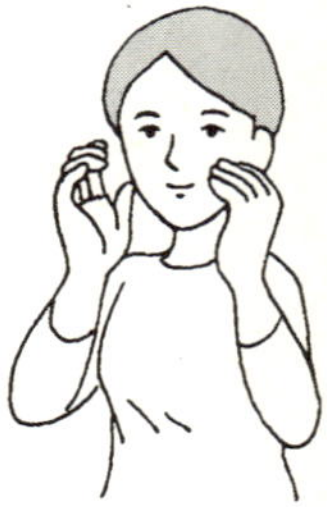

❷ 次は、頬をタッピングします。明るい笑顔を取り戻すためにも楽しい気分で行いましょう。基本型と同じように、ゆったりとしたリズムで左右交互にタッピングしてください。

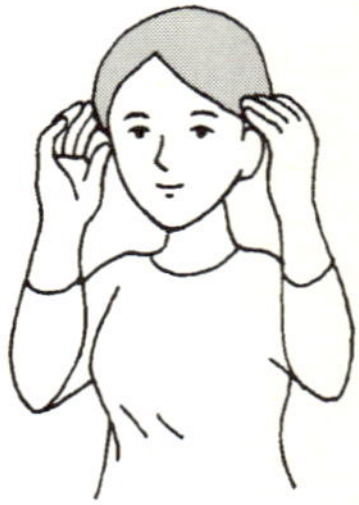

❸ 今度はこめかみのあたりをタッピングします。こめかみのあたりも結構広い部分です。目や頭の疲れ、頭痛、神経痛などに効果があるツボが縦に並んでいるので、タッピングしながら、気持ちよいスポット（ツボ）を見つけるような心持ちで行いましょう。

❹ 次は額ですが、眉毛の中央から少し上がったあたりを左右にタッピングしてください。ここの部分は、頭、目、顔などの健康を促進してくれます。

❺ しばらくしたら、頭全体を好きなようにタッピングしてください。たくさんのポイントが刺激されて、気持ちがすっきりとすることでしょう。

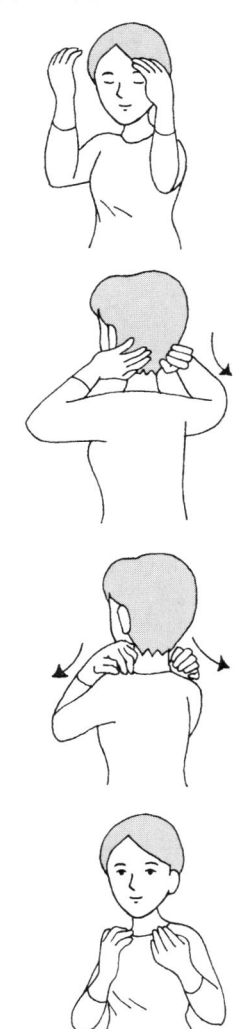

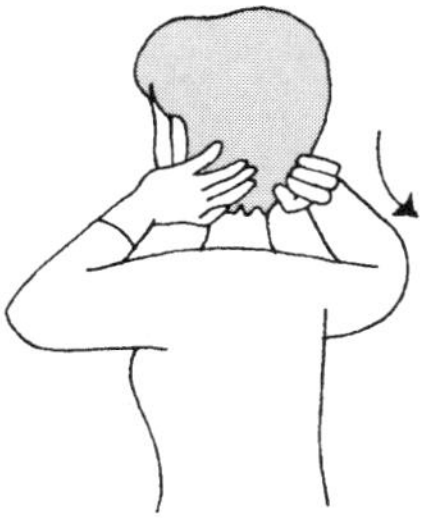

❻ 次に頭の後ろを下方向へタッピングしていきます。頭の下方までたどり着いたら、髪の生え際に沿って左右にタッピングすると、頭の血行がよくなるとともに、目や頭の疲れがほぐれます。

❼ 少しずつ下がっていって、首と肩をタッピングします。ここではネコの足ふみを試してみてもよいでしょう。

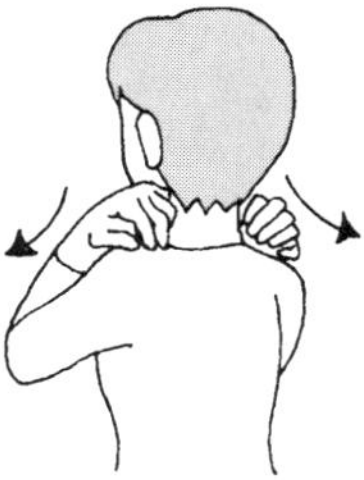

❽ 今度は胸ですが、まずは鎖骨の下のくぼみのあたりを左右にタッピングします。それから胸全体をタッピングします。

⑨ 軽くタッピングしながら、胸から下腹まで徐々に下がっていきます。そして、軽く気持ちよい感じを基準にして、お腹をタッピングしてください。内臓に負担がかからないよう、強くしないように気をつけてください。基本型で説明したネコの足ふみも試してみてください。

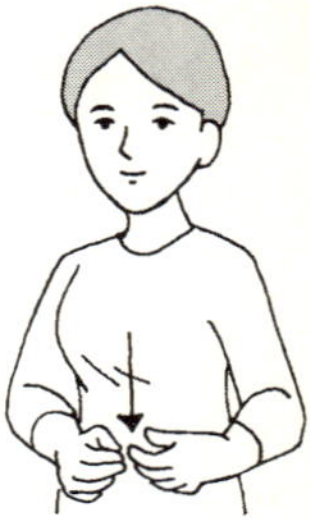

⑩ 手を回せるようだったら、腰もタッピングしておきましょう。この時は、手首を回して指先でタッピングしても、手の甲を使って軽くたたくようにしても構いません。

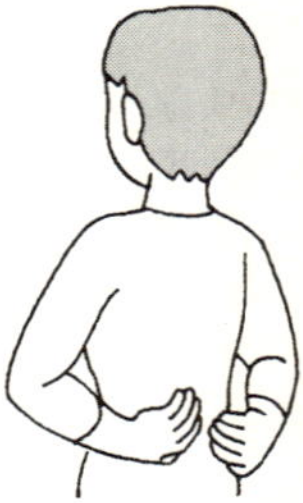

⑪ 一通りの動作を行ったら、気持ちよかったり、もう少しタッピングしたい部位に戻って行いましょう。

⑫ 全てが終わったら、両手を重ねて下腹において静かに呼吸を整えます。しばらくして落ち着いた心と体を味わいながら、リラックスするのもよいものです。最後に「よしよし」という感じでお腹を円を描くようにさすって終了してください。

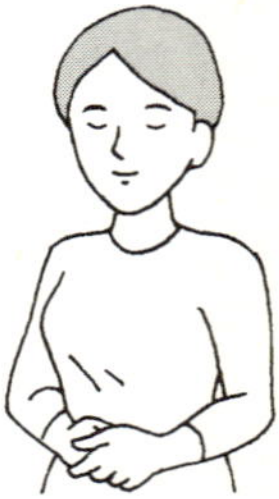

❖ケアタッピング

ケアタッピングの仕方は、タッピングタッチの基本型とほぼ同じです。基本型ができるようになれば、インストラクションに添って簡単に行うことができます。しかし、ケアタッピング特有の仕方や注意点がありますので説明します。

まず、人が横になると、自律神経に変化が起こり、副交感神経が活発になる傾向があることが知られています。横になるだけで体が楽になったり、眠くなったりするのはこのためですが、心身がリラックスし、刺激に対して敏感になります。このため、基本型の時と比べると、横になった相手にするケアタッピングでは、弱めにタッピングするように心がけてください。

病気の人の場合、手術や検査で心身ともに軽いトラウマを受けている時もありますから、充分な考慮と思いやりをもつことは大切です。タッピングは、ソフトにやさしく触れる程度にし、痛みや不快感がないところを確認しながら行うようにしてください。ケアタッピング以外の時も同じですが、時々尋ねながら、相手のちょうどよい場所や強さなどを確かめるようにすると安心して行うことができます。

特に病気が重かったり、病弱だったりする場合、やさしく触れるソフトタッチの方がよいようです。ソフトタッチは、手の力を抜き、手のひら全体でソフトに左右交互に触れるようにします。

ケアタッピングは、病気や病弱の人に限らず、健康な人同士でもしあうことができます。横になることと脱力することで不思議な相乗効果を生みだし、心身ともに深く癒す効果があるようです。

ここでは床の上でのやり方を説明しますが、ベッドやソファの上でも行うことができます。

ケアタッピング

❶ 枕などを使って、横向きに寝てもらいます。少しうつむき加減で、背中が少し天井を向くような形がとれれば理想的です。背中がわずかに天井を向くので、背中の横に座って楽にタッピングすることができます。してもらう人は、上になった足の膝を曲げると安定した姿勢がとれます。

病気などで特定の姿勢しかできない場合などは、一番楽な姿勢をとってもらうようにします。基本を大切にしながら、状況やニーズに合わせて応用してください。お互い、時々姿勢を変えながらすると、楽に行うことができます。

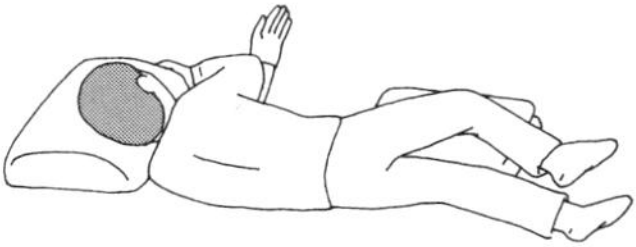

❷ 背中の横に座り、まず肩甲骨のあたりに手を添えてから、背中と腰をやさしくタッピングしていきます。慣れないうちは、無理な姿勢になりがちですから、気をつけてください。

イラストのように、してもらっている人の頭に向かって座るようにします。病気の人にする場合は、なるべく負担にならないように、はじめからソフトタッチでする方がよい時もあります。

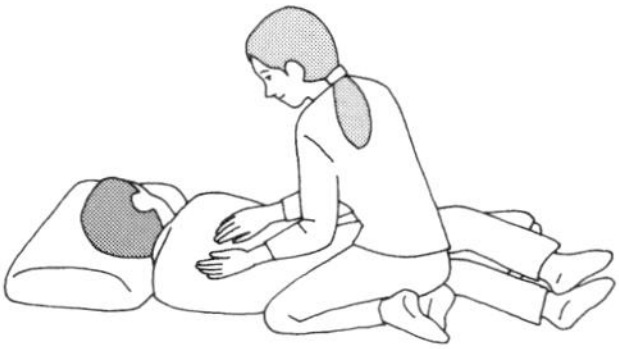

❸ 基本型で学んだタッチの仕方を活かして、肩、首、頭へも行います。寝た姿勢だと頭は左右対称に触れにくいところもありますが、無理なくできる範囲で行ってください。この時点で仰向けになってもらっても結構です。

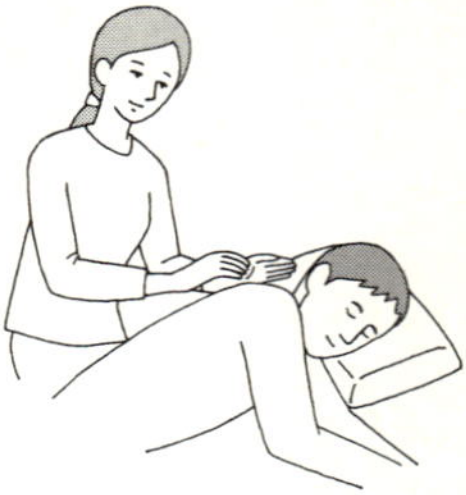

ケアタッピングでは、横になってもらっているので足へのタッピングも簡単にできます。仰向けになるなりして姿勢を変えてもらうと、お互いが楽に続けることができます。少し握るような触れかたも試してみてください。足首やふくらはぎなど、とても心地よいものです。

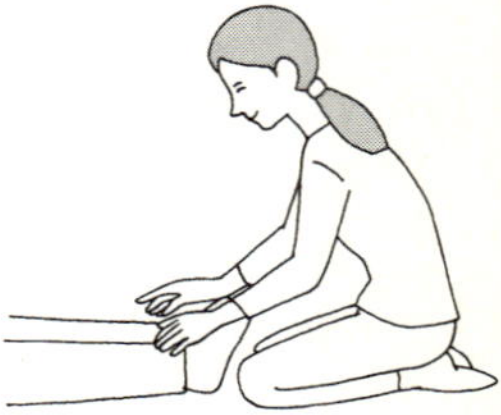

❹ 全身が充分にできたら、相手の体にしばらく手を添えます。この時点では眠ったり深くリラックスしている場合が多いので、わざわざ姿勢を変えずに、適当だと思われるところへ手を添えてください。基本型と同じくこの時も、手を添えながら、ただ一緒にいることを大切にしてください。

❺ 最後に、軽やかに体を２～３回さすって終わってください。

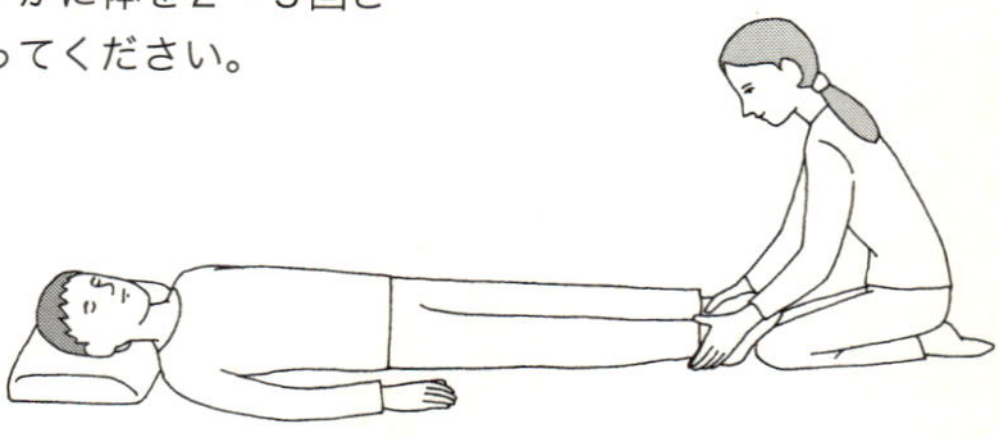

有田秀穂

1948年、東京都に生まれる。東京大学医学部卒業後、東海大学で臨床、筑波大学基礎医学系で脳神経の基礎研究に従事。東邦大学医学部教授。専攻は生理学。著書には『セロトニン欠乏脳』(生活人新書)、『共感する脳』(PHP新書)などがある。

中川一郎

京都市に生まれる。カリフォルニア州立大学バークレイ校卒業後、ローチェスター大学で臨床心理学博士号取得。サンフランシスコ総合病院などを経て、ホリスティック心理教育研究所所長。三重大学客員教授。タッピングタッチの開発者として、心理、看護、教育、災害などの分野での統合的なケアに関して、国内外で実践・研究・教育を行っている。

著書には『タッピング・タッチ』(朱鷺書房)などがある。〈タッピングタッチ　ホームページ：www.tappingtouch.org〉

講談社＋α新書 **481-1 B**

「セロトニン脳《のう》」健康法《けんこうほう》

呼吸、日光、タッピングタッチの驚くべき効果

有田秀穂《ありたひでほ》 ©Hideho Arita 2009
中川一郎《なかがわいちろう》 ©Ichiro Nakagawa 2009

2009年 9 月20日第 1 刷発行
2014年 1 月10日第10刷発行

発行者――― 鈴木 哲
発行所――― 株式会社 講談社
東京都文京区音羽2-12-21 〒112-8001
電話 出版部(03)5395-3532
販売部(03)5395-5817
業務部(03)5395-3615

装画――― 池田葉子
デザイン――― 鈴木成一デザイン室
カバー印刷――― 共同印刷株式会社
印刷――― 慶昌堂印刷株式会社
製本――― 株式会社若林製本工場
本文データ制作――― 講談社デジタル製作部
朝日メディアインターナショナル株式会社

定価はカバーに表示してあります。

落丁本・乱丁本は購入書店名を明記のうえ、小社業務部あてにお送りください。

送料は小社負担にてお取り替えします。

なお、この本の内容についてのお問い合わせは生活文化第三出版部あてにお願いいたします。


本書のコピー、スキャン、デジタル化等の無断複製は著作権法上での例外を除き禁じられています。本書を代行業者等の第三者に依頼してスキャンやデジタル化することはたとえ個人や家庭内の利用でも著作権法違反です。

Printed in Japan
ISBN978-4-06-272603-0

講談社+α新書

タイトル	サブタイトル	著者	紹介文	価格	コード
いま20代女性はなぜ40代男性に惹かれるのか		大屋洋子	1万人調査で判明、異世代恋愛は現代の必然!! 携帯が変えた恋愛、なぜ20代男性は退屈なのか	838円	475-1 A
めざめよ男力！	鍵は肉体改造にあり	有吉与志恵	欧米人と同じトレーニングでは、身体はよくならない。日本人にふさわしい鍛え方があった！	838円	476-1 B
代謝革命	50歳からでも脳と心が成長する栄養学	佐藤務	からだに悪い食べ物こそ脳には必要！コレステロールや脂肪の積極摂取で脳と心が成長する	838円	477-1 B
プライド・オブ・YEN	日本の誇りを賭けた「鳩山」のクーデター	杉山隆男	戦後日本のトラウマ「円」にどう決着をつけるか？官僚たちのドラマを大宅賞作家が描く	838円	478-1 C
「でっけえ歌舞伎」入門	マンガの目で見た市川海老蔵	樹林伸	『金田一少年の事件簿』『神の雫』原作者が新作歌舞伎の台本を書いた！ユニークな歌舞伎鑑賞法	838円	479-1 D
地震の癖	いつ、どこで起こって、どこを通るのか？	角田史雄	地震の原因はプレートの移動ではない!? 最新の地球内部画像が明らかにした「衝撃の真実」	876円	480-1 C
「セロトニン脳」健康法	呼吸、日光、タッピングタッチの驚くべき効果	有田秀穂	つらい時、自分で体内にセロトニンを作り出す科学的方法！簡単なのに幸福感で一杯！	838円	481-1 B
スピンドクター	"モミ消しのプロ"が駆使する「情報操作」の技術	中川一郎	ますます巧妙化する「スピン＝情報操作」の極意を見抜き、権力者たちに踊らされないための本	838円	482-1 C
「耳の不調」が脳までダメにする		中川雅文	難聴の原因は加齢にあらず。耳鳴り・難聴は糖尿病やうつ、認知症にもつながる「全身病」だった	838円	483-1 B
「反貧困」の勉強法	受験勉強は人生の基礎学力	和田秀樹	実社会に出て本当に必要な「ノウハウ学力」は受験を通して磨かれる！画期的な新・勉強論	838円	484-1 C

表示価格はすべて本体価格（税別）です。本体価格は変更することがあります